Joe Kals

Soleil de Minuit

HISTOIRE VRAIE

EHMO EDITION

Soleil de Minuit

ISBN 978-2-9571230-0-1-

Photo Couverture

M. Frantz Bouton de Nice Matin

Soleil de Minuit

... pas dans le grand nord au mois de juin mais ici dans le sud sur la promenade des Anglais à Nice le 17 mars 2012.

À l'approche des 1000 kilomètres parcourus depuis le Havre, par moment, je n'étais plus dans la conscience de l'effort pour me déplacer sur la route. Je déroulais le mouvement de ma "marche" de façon mécanique, ce qui me laissait de la place pour la réflexion. C'est lors d'un de ces moments surnaturels, dans la vallée du Rhône, que l'idée de créer "Le Soleil de Minuit" me vint comme une évidence. J'imaginais, de nuit, réunir symboliquement un maximum de personnes pour une marche aux flambeaux de l'aéroport de Nice au Négresco. J'imaginais qu'il y aurait tellement de monde que ce point lumineux serait vu depuis les endroits les plus éloignés de notre galaxie. Cette étincelle symboliserait notre espoir pour un monde où la section de la moelle épinière n'aurait plus aucune conséquence, ne laisserait plus aucune séquelle ...

Pour mon prochain pour l'humain de demain

Chapitre 1

Une larme se mit à couler le long de sa joue et il me dit « *Après tout ce que j'ai vécu, la vie ne vaut vraiment pas la peine d'être vécue* ».Mon grand-père me lègue cette phrase à la fin de sa vie. C'est avec ces quelques derniers mots que je me construis et ressens l'envie urgente d'agir afin de donner un sens à ma vie.

En 1988, je suis des cours de photographie, je décide de me rendre en Hongrie pour faire des portraits en noir et blanc de mon grand-père que j'adore. Je pars avec mon vieux break Mercedes turbo diesel de Dion-le-Mont en Belgique, je traverse l'Allemagne et l'Autriche. Une fois la frontière hongroise passée, il me reste encore 250 km pour rejoindre son village situé sur les bords du Dràva, le fleuve qui marque la frontière avec la Yougoslavie. Je m'y rends pour la première fois en automne, durant mon enfance, mes parents, ma sœur, mon frère et moi avions l'habitude d'y passer nos étés.

J'arrive dans sa rue, je me gare devant le portail de sa maison. Je m'attends à le voir sortir et m'accueillir, vêtu de sa veste noire en toile de jean et de son pantalon vert foncé, son chapeau vissé sur la tête.

Cette fois, il n'arrive pas. Un sentiment d'inquiétude commence à monter en moi...Je décide de sortir mon fauteuil roulant de la voiture et d'entrer dans la maison. En m'avançant, j'aperçois mon grand-père dans la cuisine, allongé sur le divan face à la cuisinière en émail blanc. Divan sur lequel il avait pris l'habitude de dormir depuis le décès de sa seconde femme. Il n'est pas seul. De nombreuses personnes l'entourent et me prennent à l'écart. Elles m'annoncent que mon grand-père a un cancer, ses jours sont comptés. Tchernobyl est en train de faire disparaître tous les vieux du village et mon grand-père avec.

À cet instant, je le revois au milieu de son vignoble qu'il chérie tant, un petit lopin de terre d'où il tire un vin blanc qu'il aime déguster. Je m'imaginais le photographier au milieu de cette nature, le mitrailler du lever au coucher du soleil mais je me résous à garder ces images en mémoire, à défaut de les coucher sur du papier.

Un lien profond nous unit mon grand-père et moi, il est la seule personne dans ma famille paternelle pour lequel je ressens un sentiment aussi fort. Quand j'étais gamin, durant les étés que nous passions chez lui, nous nous retrouvions tous les deux très tôt le matin, assis sur un tronc posé au sol dans son jardin. Il me faisait boire une gorgée de Palinka, une eau de vie que les anciens distillaient eux-mêmes à partir de pommes, et qui atteignait les 65 degrés. Le petit doigt d'alcool que je buvais me brûlait la bouche et la gorge. Je l'écoutais me parler de sa vie, de ses amours.

À travers ma jeunesse, il revivait la sienne et me contait ses aventures amoureuses comme si nous avions le même âge. Je me sentais proche de lui. J'étais son préféré et il avait beaucoup d'affection pour moi.

À 84 ans, il n'avait jamais quitté la Hongrie. Quand il avait appris mon accident et ma paraplégie en 1982, il s'était déplacé jusqu'en Belgique et était venu me voir sur mon lit d'hôpital. Nous avions prévu que s'il venait un jour, nous irions voir la mer ensemble. Cela me tenait à cœur de partager ce moment avec lui, je l'avais souvent imaginé. Bloqué sur mon lit d'hôpital, je n'avais malheureusement pas pu être à ses côtés lorsqu'il vit la mer pour la première fois.

Il a aujourd'hui 92 ans et je suis à mon tour à son chevet. Je sais qu'il n'y a plus d'espoir, qu'il va mourir. Nous discutons longuement tous les deux...il ne lui reste que quelques jours, mais je n'ai pas la force de rester. Je lui prends la main et je lui annonce que j'ai pris la décision de partir. Je lui dis qu'il sera dans mon cœur tant que je serai en vie. Mon grand-père me lègue alors cette phrase "après tout ce que j'ai vécu, la vie ne vaut vraiment pas la peine d'être vécue." Phrase, lourde de conséquences pour moi, je jure que jamais elle ne sera mienne. Je veux pouvoir dire que ma vie valait la peine d'être vécue malgré les difficultés, même si je comprends les raisons qui ont amené mon grand-père à faire ce constat.

Comme tous les habitants d'Europe Centrale, il avait eu une vie rude. La plupart était des paysans et la richesse se gagnait au prix de la sueur. En 1914, alors qu'il avait 16 ans, les jeunes étaient enrôlés de force pour rejoindre le Front Russe. Son père lui dit qu'il n'en reviendrait jamais et qu'il devait se faire réformer. Il n'était pas question de s'amputer d'un membre puisque son métier était le travail de la terre. Il prit alors la décision de se brûler un œil. Il fut réformé, mais il resta borgne pour le restant de ses jours. Mon grand-père travailla ensuite sans relâche et devint un des plus riches propriétaires terriens de la région. À l'arrivée du communisme, le gouvernement lui confisqua ses terres et son bétail pour les mettre en coopérative. Sa vie de labeur lui fut volée, et ses terres distribuées à des piliers de comptoir n'ayant jamais travaillé de leur vie. Mon grand-père garda sa maison et on lui laissa un bout de terrain à environ dix kilomètres de chez lui pour cultiver sa vigne. Il s'y rendait encore à pied il y a quelques mois.

J'ai le cœur lourd et quitte difficilement sa maison. À la fin de chaque été, lorsque nous partions de chez lui, je lui faisais de grands signes depuis la banquette arrière de la voiture de mes parents. En m'éloignant, je regarde instinctivement dans le rétroviseur, et bien qu'il ne se soit pas levé depuis plusieurs jours, je l'aperçois debout, tremblant sur ses jambes, me faisant un signe... Je m'en veux terriblement de fuir, je me sens lâche et je culpabilise. Je conduis vite pour rentrer chez moi et annoncer à mon père que le sien est en train de mourir mais la nuit tombe rapidement et je commence à somnoler. Je ne sais combien de fois ni combien de temps je me suis assoupi.

Des secousses me réveillent. Je traverse à 160 km/h une aire de parking, où sont garés de part et d'autre des semi-remorques. Tout défile maintenant autour de moi à une allure folle. Je frôle certains poids-lourds mais n'en percute heureusement aucun. Le choc aurait été fatal. J'arrive à ralentir la voiture et j'en sors indemne. Je suis sous le choc, comment ai-je pu échapper à cet accident presque inévitable.

Par la suite, j'apprendrai que mon grand-père est décédé le lendemain de mon départ.

Chapitre 2

Je suis né à Bruxelles le 10 août 1961 de parents réfugiés politiques hongrois. En 1946, à l'âge de 16 ans, mon père a fui la Hongrie avec un ami. Ils vivaient à Bàbocsa, le village de mon grand-père. En pleine nuit, ils traversèrent avec d'autres personnes le fleuve qui séparait les deux pays, c'était sans compter les partisans de *Tito, embusqués de l'autre côté. Armés, ils leur ont tiré dessusquand ils sortaient de l'eau ce fut un véritable carnage. Mon père eut la vie sauve, grâce à son ami, qui malheureusement, prit la balle, se dirigeant vers eux...Il resta un long moment, immobile sous son corps sans vie, avant d'être récupéré par les partisans de Tito et envoyé dans un camp de concentration.

Mon père m'en parla très souvent durant mon adolescence. Cette période l'avait beaucoup marqué. Après avoir fumé leurs cigarettes, les geôliers les jetaient dans la cour où se tenaient les prisonniers. Pour combler son manque de nicotine, il ramassait les mégots pour se confectionner sa cigarette. Je réalisais en l'écoutant, que malgré le peu que nous possédions, nous vivions dans une forme d'opulence. Au bout d'un an, il fut libéré et s'arrêta dans la ville de Trieste, en Italie. Il s'y installa durant cinq ans et décrocha un boulot. Il attrapa la tuberculose et fut envoyé dans un sanatorium, en Suisse. Une fois rétabli, le gouvernement lui proposa l'exil politique au Canada, en Australie ou en Belgique. Comme il ne souhaitait pas s'éloigner de la Hongrie, il choisit la Belgique.

*Josip Broz Tito(1892-1980), communément appelé maréchal Tito, est à ce moment-là Premier Ministre et Ministre des Affaires étrangères en Yougoslavie. Futur Président de la République fédérative populaire de Yougoslavie, il mettra en place une dictature jusqu'à sa mort.

Ma mère, elle, habitait au nord de la Hongrie dans une ville qui s'appelait Pàpa, à la frontière de la Tchécoslovaquie. Elle était l'aînée de quatre enfants. Pendant la révolution de 1956 provoquée par la République Populaire de Hongrie, sa famille avait fui comme deux cent mille autres hongrois. Ils rejoignirent l'Autriche et sa capitale, Vienne. Parquée dans un camp avec sa famille, attendant d'être envoyés aux quatre coins du monde, ma mère prit la décision de partir seule. Elle avait 18 ans et déjà un passé lourd à supporter. C'est ainsi que ses parents, ses deux frères et sa sœur partirent au Canada, alors qu'elle décida d'aller en Belgique. Elle trouva là-bas un emploi dans une usine de fabrication de nappes en vinyle et y rencontra mon père alors âgé de 26 ans. Six mois après s'être mariés, ma grande sœur naissait. C'était en mars 1958 et l'histoire de mon père allait, à ce moment-là, peser sur leur couple.

Il avait perdu sa mère, en 1938 à l'âge de 8 ans, suite à une pneumonie. Cela avait été une terrible épreuve pour lui. À son enterrement, il s'était jeté au sol et avait gratté la terre au-dessus du cercueil pour la récupérer. Il pleurait et criait qu'il voulait sa mère. Cette scène douloureuse, il me l'avait racontée de nombreuses fois et je l'imaginais le cœur serré. Ce traumatisme et le manque affectif qui avait suivi, avait conditionné toute sa vie. La première grossesse de ma mère a été le début de son calvaire. Mon père, n'ayant pas voulu reconnaître que cet enfant était de lui, leur amour prit fin à la naissance de ma sœur ainée. Elle portait, en tant que premier enfant et conformément à la tradition hongroise, le prénom de sa grand-mère paternelle, Katalyn. Ils ont vécu plusieurs années dans une chambre mansardée, à Bruxelles. Trois ans et demi plus tard, je venais au monde. On me prénomma Jozsef comme mon grand-père paternel.

Mes parents projetaient d'émigrer au Canada, pour rejoindre la famille de ma mère. À l'âge de deux ans, ils m'y envoyèrent. J'ai alors vécu chez mes grands-parents maternels et mon plus jeune oncle. Je n'ai donc aucun souvenir de cette période de mon enfance avec mes parents. Ceux qui me restent avant mes six ans se déroulent au Canada. Je me remémore encore la maison familiale où les planches de bois de la façade sont peintes en rose, la plantation de tabac, les étendues infinies de forêt, les lacs, et les champs de maïs que je parcourais avec la chienne de la ferme, "ma" Soussi. Sa robe était rousse et douce. Elle me suivait partout. Je me souviens aussi de leur Chevrolet Impala SS, un coupé sport rouge avec un intérieur en simili cuir rouge. Je vois mon oncle au volant, mon grand-père assis à ses côtés, ma grand-mère juste derrière lui, et moi, allongé sous la vitre arrière.

J'y appréciais la période de Noël. Ouvrir la porte et creuser dans la neige après qu'une tempête ait soufflé toute la nuit était un vrai régal. Je revois aussi l'intérieur chaud de la maison, le père-noël en cire dont j'allumais la mèche au sommet du crâne. J'ai encore en mémoire la douceur de ma grand-mère. Mon oncle, lui, était mon héros. Il aurait pu être un sportif de haut niveau en Europe car les recruteurs d'une grande équipe française de football l'avaient repéré en Hongrie avant l'exode. Il était un surdoué techniquement et physiquement, très affûté. Avec le recul, mon oncle estima que sa vie avait été gâchée, car son père avait refusé l'offre des recruteurs et préféré qu'il devienne planteur de tabac en Ontario. Je m’identifiais beaucoup à lui. Il avait vingt ans. Il était amoureux d'une hongroise qui était à mes yeux la plus belle des femmes. "Marti" ressemblait à Audrey Hepburn mais avec des traits légèrement plus arrondis et des cheveux coupés très courts.

À la patinoire, ils me tenaient chacun une main quand je peinais à rester debout. J’ai rêvé pendant longtemps de devenir un joueur professionnel de hockey au Canada. Mon oncle et ma tante me considéraient comme leur fils, c’était peut-être une façon de combler un manque car elle avait des difficultés à enfanter. Mon oncle, s'était marié avec elle tout en sachant qu'elle était atteinte d'une leucémie. L'amour n'a pas de limite, ils étaient fous amoureux l'un de l'autre. Ils réussirent à avoir un enfant que je jalousais un peu car il avait pris ma place. Elle décéda à l'âge de vingt-cinq ans de sa leucémie et mon oncle ne s’en remis jamais. J'ai passé les plus belles années de mon enfance dans ce pays où tout était grand et immense. J'y ai appris le Hongrois et le rêve d'y retourner vivre a duré toute mon adolescence.

Mon retour à Bruxelles, à l'âge de six ans, dans un quartier d'immigrés est pour moi un choc. Je découvre lors de mon premier jour à l'école Peter Pan, un bâtiment moderne en béton gris. Des enfants courent partout et moi, je me réfugie dans les bras de ma mère, je pleure et lui dis en hongrois que je ne veux pas rester ici.

J’ai encore l’image de mon institutrice, une énorme femme blonde, qui s'avance vers moi en me criant dessus. Je ne comprends pas un mot de ce qu'elle me dit car je ne parle pas encore le français. Ma première année scolaire est par conséquent difficile et je la rate. La vie est rude, nous vivons dans un appartement insalubre, les murs sont remplis d'humidité. Il n'y a pas de salle de bain et les toilettes, communes aux quatre appartements de l'immeuble, sont situées à la cave. Je commence à tomber malade régulièrement alors que je pouvais courir au Canada pieds nus et en caleçon dans la neige. Les médecins dosent encore mal les antibiotiques qu'ils prescrivent et cela a fait beaucoup de dégâts sur mon organisme. Ces antibiotiques mettent à plat mon système immunitaire mais les trois années scolaires qui suivent sont malgré tout pour moi des années fastes car je finis à chaque fois premier de la classe.

En 1970, mes parents demandent la nationalité belge pour entrer et sortir de Hongrie sans risquer d'être arrêtés. Ils dépensent plusieurs mois de salaires pour l'obtenir mais nous pouvons maintenant partir en direction du village de mon grand-père dans notre VW 1600 blanc cassé. Ma mère est assise à l'avant, je suis derrière elle et ma sœur à ma gauche. Une fois sur l'autoroute allemande, je regarde le compteur de vitesse et demande à mon père de rouler de plus en plus vite. J'ai la sensation de m'éloigner d'une vie que je n'aime pas et d'approcher la terre de mes ancêtres, mon chez moi.

Nous parcourons mille kilomètres d'autoroute et nous nous arrêtons à chaque fois dans le même « Zimmer Hoff » en Autriche. Un chalet en bois où l'ambiance est très chaude. Les duvets y sont énormes et sont composés de vraies plumes. Cette atmosphère me marque, le dépaysement est complet tant l'attitude des gens est froide et contraste avec leur intérieur si chaud ! Il m'est impossible de leur faire décrocher un sourire. Nous reprenons la route le lendemain après un petit-déjeuner copieux dans cet hôtel lové dans le creux d'une vallée, non loin de la frontière hongroise. Nous avançons doucement au rythme des contrôles dans cette file de voitures interminable. Les douaniers vérifient nos papiers et la voiture est à chaque fois presque « désossée ». Après de longues heures d'attente, un sentiment de libération nous envahit et nous partons à la découverte d'un autre monde. Celui où détenir une voiture est réservé à l'élite. Les seules voitures présentes en Hongrie sont des Trabant et des Lada. À côté d'elles, la nôtre attire le regard. Nous sommes considérés comme des gens riches.

Nous arrivons chez mon grand-père qui me semble immense avec son chapeau sur la tête. Je le sens au premier abord froid et distant. Nous logeons dans sa maison, située au bout d'une rue perpendiculaire à la route principale qui relie son village à Hàromfa (Les trois arbres), le village voisin. Sa rue qui se nomme Petöfi est en terre et le passage des camions, des attelages et des rares voitures la creuse de part et d'autre.

De chaque côté, le trottoir est constitué de dalles de béton et est bordé d'arbres. On aperçoit au fond une prairie et devant chaque maison, une planche en bois est fixée. Les gens s'y assoient et s'y retrouvent pour discuter. Les jeunes se mêlent aux personnes âgées que je contemple souvent. Immobiles, les vieux observent les plus jeunes et je me dis qu'ils doivent bien envier leur jeunesse, et peut-être même à travers eux, revivre un instant d'insouciance. Les maisons sont très fleuries à l'avant. Ces parterres de fleurs donnent l'impression qu'une compétition non déclarée est à l'œuvre car les jardins sont tous plus beaux les uns que les autres.

Mon grand-père vit avec sa deuxième femme, aussi petite que lui est immense, dans une habitation qui réunit deux maisons mitoyennes. Leurs dispositions sont les mêmes mais inversées. Placée au bord du trottoir sa façade est en crépi beige. Des volets bruns entourent les fenêtres des cuisines situées à chaque extrémité de la maison, et au milieu, celles des deux chambres à coucher. Les portails, à gauche comme à droite, sont en fer forgé et donnent sur deux allées qui mènent au jardin situé à l'arrière de la maison. Tous les étés, je me régale avec les cerises que l'on y trouve. Leur chair est si tendre et sucrée ! Dans le jardin, il y a également le vieux tronc d'arbre posé au sol et un puits. L'eau y est pure et très froide mais mon grand-père le condamne lorsqu'un chaton y tombe.

Tous les matins, je me rends dans la basse-cour située dans le prolongement du jardin. Je passe au milieu des poules et du coq, qui me fait souvent comprendre que c'est lui le patron, je me dirige vers l'étable, où vivait auparavant le bétail. Je récupère les œufs fraîchement pondus pour notre petit déjeuner, les amène à mon grand-père qui nous les sert avec des tranches de lard de cochon tué par lui-même l'année précédente. Au fond de la basse-cour, il y a une clôture recouverte de framboisiers et je me délecte de leurs framboises durant tout l'été. Un portillon donne sur le potager où mon grand-père cultive ses légumes, entretient de nombreux autres arbres fruitiers et du pavot. En Hongrie, les graines de pavot sont utilisées dans de nombreuses recettes de gâteaux. Le retour au quotidien, en Belgique est terriblement difficile, du fait du manque d'espaces verts. La ville et le béton sont omniprésents.

En 1971, mon petit-frère naît. C'est une joie pour moi mais ma vie en est bouleversée car ma mère me repousse alors que j'ai eu, jusqu'à présent, toute son attention. Ma grande sœur, Katalyn, a toujours été proche de mon père et conserve ce lien tandis que je suis abandonné de tous et livré à moi-même. Je n'ai pourtant que dix ans. Autant dire que cela a un impact sur mes années d'étude car je finis maintenant dernier de la classe. Ma sœur, elle, crée et entretient durant sa jeunesse les tensions existantes entre mes parents. Jamais, je ne les ai vus s'embrasser ou avoir un geste de tendresse. Il n'y a entre eux que des disputes. Je passe mon temps à arpenter les rues avec d'autres jeunes et je touche à ma première cigarette en guise de révolte, à dix ans.

Suite à la naissance de mon frère, nous déménageons dans un appartement situé au troisième étage d'un immeuble plus moderne, toujours à Bruxelles. Au rez-de-chaussée, il y a une imprimerie et, en face, une école technique où l'on aperçoit des étudiants travailler sur des moteurs de voiture. Nous avons notre propre salle de bain. Ma sœur a sa chambre, je continue de dormir dans le salon sur un canapé clic-clac que j'ouvre et ferme matin et soir. Je m'échappe le plus souvent possible de ce climat familial et cela provoque l'exaspération de ma mère. Suite aux tensions, elle ne m'adresse pratiquement plus la parole pendant des semaines entières et fait comme si je n'existais plus. Une de ses phrases résonne encore en moi : "*Mais qu'est-ce que les gens vont penser de ta mère ?*". Ma mère se soucie tellement du regard des autres qu'elle n'arrive pas à juger clairement la situation. Elle est malheureuse et ne s'épanouit pas dans sa vie. J'ai à peu près 12 ans quand elle est dans sa chambre, la porte entrouverte. J'entends des sanglots. Je m'approche doucement, et la vois allongée sur son lit. Je lui demande ce qu'il se passe, ma sœur nous rejoint et notre mère nous dit qu'elle est atteinte d'un cancer, qu'elle va bientôt mourir. Nous nous mettons à pleurer, nous allons perdre notre maman. En réalité, ma mère est en pleine santé, seul son moral est au plus bas. Elle est en dépression. Cette scène éprouvante me marque à vie et je la rejoue moi-même plus tard inconsciemment dans mes moments de tristesse. Je mets longtemps à me débarrasser de cette fâcheuse manie.

Régulièrement, je dois m'occuper de mon petit frère. Nous aimons nous rendre sur la place Louis Morichar où se trouvent deux terrains de basket, un bassin d'eau et de grandes pelouses. Une surface est bétonnée et permet de jouer à la balle pelote. Dans ce lieu, tous les habitants du quartier se rencontrent. J'y croise souvent un collègue de travail de mon père. Un jour, il me propose de rencontrer sa femme et ses enfants. J'ai beau lui dire que je n'ai pas le temps, il est quand même insistant. Alors qu'habituellement j'esquive sa proposition, j'accepte cette fois-là, à contrecœur de le suivre avec mon frère. Je le vois après tout souvent discuter avec mon père et puis, je vais enfin faire la connaissance de sa femme et de ses enfants. Il habite sur la place et nous n'avons qu'à traverser la rue pour rejoindre son immeuble. Nous entrons dans son appartement, dans la chambre où l'ensemble de sa famille dort. Il y a un grand lit double, surplombé par un couchage en hauteur. À côté, deux lits superposés sont également installés. Tout est blanc dans cette pièce. Les murs, le sol, les draps.

Quand il ferme la porte derrière nous, je ressens une étrange sensation de calme et de vide pour un endroit censé être occupé par toute une famille. Je commence à me sentir nerveux et il semble vouloir me rassurer en me disant que sa femme et ses enfants, partis faire des courses, reviennent dans peu de temps. Il nous emmène ensuite dans le salon. Les pièces, toutes en longueur, se succèdent. Après le salon, la cuisine et ensuite, une petite cour extérieure. Nous nous asseyons sur un canapé en skaï noir et il nous propose à boire en attendant l'arrivée de sa famille. Il nous sert un coca-cola et s'installe sur le fauteuil à notre gauche. Cette situation m'angoisse beaucoup et je commence à avoir peur. Au bout de cinq minutes, il emmène mon petit frère jouer dans la petite cour avec le tricycle rouge de ses enfants. Je regarde mon petit frère de trois ans partir et le collègue de mon père s'installe maintenant à côté de moi. Je fixe l'écran de télévision éteint dans lequel je vois mon reflet. Je sens sa main se poser sur ma jambe droite et, son visage se frotter au mien. Sa barbe n'a pas été coupée depuis quelques jours et j'ai l'impression que des milliers d'aiguilles me piquent la joue. D'une voix grave et langoureuse, il prononce en soupirant mon prénom. J'ai le réflexe de me lever d'un coup, je bouscule la table basse, renverse le coca-cola. Je lui dis en hurlant, qu'il est fou, lui demande ce qu'il fait puis j'appelle mon frère. Je veux le plus rapidement possible quitter cet endroit. Le collègue de mon père reste assis, il semble être pris de peur lui-aussi et nous regarde nous enfuir. Je me demande ce qu'il s'est passé dans la tête de cet homme marié et père de cinq enfants pour s'en prendre ainsi à un garçon de 13 ans.

À la suite de cette expérience, je ne dors plus durant plusieurs nuits. Je me sens honteux alors je n'en parle à personne. Souvent, j'ai envie de prendre une bombe de peinture et d'écrire sur le mur de son immeuble avec mes mots d'enfants «Ici, habite un pédé» alors qu'il était un pédophile. Quand je le recroise dans la rue, je crie à chaque fois qu'il est un « pédé ». Je n'avais que ça pour me venger. J'attendrai l'âge de vingt - cinq ans pour réussir à parler de cette tentative d'abus sexuel. Encore aujourd'hui j'ai du mal à faire la bise à un homme. J'ai même du mal à accepter qu'on me dise que je pique lorsque je suis mal rasé. Le souvenir du visage de cet homme contre le mien est toujours présent.

L'année suivante, j'ai quatorze ans. Je passe mes vacances en Hongrie chez mon grand-père. Avec un groupe d'amis, je parcours la campagne. Souvent, nous allons pêcher dans le Rinya, une rivière située quelques kilomètres après la sortie du village, sur la route qui mène vers Barcs. Un après-midi de grosse chaleur, nous passons la journée à nager et à parader devant les filles. Le soir, après la veillée que nous partageons en famille, je vais me coucher mais me réveille en pleine nuit avec la sensation d'étouffer. Je n'arrive plus à respirer, et paniqué, je vais voir mes parents. Apeurés, ils m'accompagnent à l'extérieur pour m'aérer. Au bout d'une demi-heure, nous nous recouchons.

Quelques minutes plus tard, les mêmes symptômes reviennent. Mes bronches sifflent, j'ai du mal à respirer. Je fais ma première crise d'asthme. Une usine, située en amont de l'endroit où nous nous étions baignés plus tôt dans la journée, déversait de nombreux produits chimiques dans la rivière et j'ai été le seul à développer de l'asthme. Mon corps ne supportera plus jamais une des odeurs intérieures que dégage la vieille maison de mon grand-père. Elle me provoque à chaque fois des crises, alors depuis, je passe mes nuits dans la voiture garée à l'extérieur. En rentrant à Bruxelles, un allergologue me fait des piqûres dans le dos et le verdict est sans équivoque, je réagis à tous les allergènes. Le médecin préconise un traitement sur le long terme. Je dois dans un premier temps subir une injection dans l'épaule toutes les semaines et progressivement les réduire pour ne parvenir qu'à une par semaine. Mes parents me rappellent une nouvelle fois que je leur coûte cher en médicaments, alors je culpabilise et je m'en veux d'avoir une santé aussi fragile. Pendant deux ans, j'ai rendez-vous chaque semaine avec le docteur Müller, allergologue, jusqu'au jour où je lui apprends que je fume. Dépité, il me demande d’arrêter de suite mais je ressens un tel mal-être que la cigarette atténue mes angoisses. À seize ans, je mets alors fin à deux ans de traitement. Ma scolarité devient très compliquée. Je me sens seul, exclu de ma famille et, sans repère pour affronter cette société. Les seules paroles de ma mère dont je me souvienne sont "étudie, pour ne pas être ce que tes parents sont".

Mon envie de bouger a toujours été très forte. J'aime être dans l'effort, sentir mon corps vivre, mon cœur battre et l'oxygène pénétrer mes poumons. Je rêve toujours de devenir un joueur professionnel de hockey sur glace. Un jour, je prends le tramway et me rends à l'endroit où s'entraîne un des deux clubs de la capitale. Je me renseigne auprès des dirigeants sur le coût de ce sport. Le prix de la tenue complète et de l'assurance qu'il fallait contracter étaient exorbitants. Ce n'est pas le moment pour moi de me lancer dans ce sport mais je suis certain qu'il le sera un jour. Je décide alors de pratiquer des sports moins élitistes et beaucoup plus accessibles pour mes parents. Le karaté a mauvaise réputation car tous les jeunes caïds imitent les scènes de combat des films de Bruce Lee, à l'affiche dans tous les cinémas de cette époque.

Un jeune de mon quartier me fait découvrir le judo et à partir de l'âge de 14 ans, je me rends tous les samedis matin à mon cours. Dans une petite salle, j'affronte sur le tatami des grands, des petits, des gros comme des minces. Michel, un noir avec une coiffure qui triple le volume de sa tête, me retourne à chaque entraînement comme une crêpe. Il est haut comme trois buildings, et aussi large que l'armoire à linge de ma grand-mère. Je réussis malgré tout un jour à le mettre au tapis grâce à un Ippon-Seoi-Nage, une prise qui permet de projeter avec une épaule son adversaire par-dessus-soi.

À l'âge de 15 ans et demi, j'obtiens ma ceinture bleue et j'arrête peu de temps après. Jusqu'à mes seize ans, je continue tous les mercredis le basket en salle. J'y développe le sens du jeu, j'ai un vrai plaisir à partager victoires sur victoires avec les jeunes de mon âge. Notre force mentale et notre cohésion nous permettent, lorsque nous sommes en mauvaise posture, de renverser le cours du jeu et d'arracher à chaque fois une victoire.

J'essaie aussi le football à l'âge de quinze ans mais ceux de mon âge y jouent depuis longtemps et ont un niveau bien meilleur que le mien. Je n'arrive pas à rattraper mon retard, cela provoque la déception de mon oncle au Canada qui m'avait pourtant entraîné tout jeune. Il n'est pas le seul que je déçois. Ma mère me rabaisse et me compare au fils de leur seul couple d'amis. Un garçon brillant, selon elle. Son admiration pour lui me rend vulgaire et insultant. Cette attitude ne me correspond pas et je m'en veux. Le jour de mes seize ans, je ressens encore plus fortement ce mal-être ainsi que le rejet de ma famille. J'ai dû faire quelque chose deregrettable car en arrivant, le matin dans la cuisine, personne ne m'adresse la parole. Je leur dis bonjour et leur demande pourquoi ils ne me souhaitent pas mon anniversaire. Je n'ai aucune réponse. Je réitère, ma mère me dit alors qu'ils sont fâchés. Je quitte la maison blessé. Fêter mon anniversaire ne sera plus une chose que j'apprécie, cet épisode me marquera à vie.

L'année de mes seize ans, en échec scolaire, ma mère me prévient qu'ils ne peuvent plus avec mon père payer mes études. Elle me demande de chercher du travail et je m'exécute. Je n'ai pas de qualification, j'ai du mal à en trouver. Six mois plus tard, je suis engagé grâce à mon père dans son usine. Sur les registres, il est écrit que j'ai dix-huit ans. J'ai encore l'insouciance d'un enfant mais je vis maintenant dans un monde d'adulte. Je fais comme tous les ouvriers : les trois-huit. Ce n'est pas du tout la vie que je souhaitemener, ce que je veux c'est vivre des expériences extraordinaires et intenses.

Nous déménageons à Dilbeek, une ville en périphérie de la capitale. J'ai dix-sept ans et pour la première fois, j'ai ma propre chambre. Durant cette période, je m'évade dans le rock progressif, en particulier, l'album "Looking for someone de Genesis datant de 1971". J'apprécie la voix du chanteur, Peter Gabriel, qui me permet de voyager et fait naître des émotions. Je me mets alors à écrire, je rêve d'une autre vie. J'imagine notre planète puis notre galaxie enfermée dans une boîte où les étoiles seraient des trous, percés sur les parois. Certaines nuits étoilées, je rêve de trouver le moyen d'en atteindre une pour m'échapper. Je ne me sens pas à ma place, j'ai de plus en plus envie de retourner vivre au Canada.

Dans cette usine, nous fabriquons des batteries pour automobiles. Il y a dans l'air des odeurs de plomb et des vapeurs d'acide sulfurique. Quand je suis du matin, je pointe à six heures trente. Pour être à l'heure, je me lève à cinq heures, je parcours à pied les huit kilomètres qui séparent notre appartement de l'usine mais c'est le travail de nuit que je trouve le plus éprouvant. Je côtoie des ouvriers qui, depuis vingt-cinq ans, répètent les mêmes gestes et je ne vois pour moi aucune perspective d'avenir.

En 1980, j'ai dix-huit ans et je suis appelé sous les drapeaux pour servir un pays qui n'est pas le mien. Je ne me suis d'ailleurs jamais senti appartenir à un pays. En Hongrie, les gens me demandent d'où provient mon accent et de quelle nationalité je suis. En Belgique, à la vue de mon nom de famille sur ma carte d'identité, ils me demandent mes origines. Je suis bien dans ma vie là où je décide d'être.

Cette année-là, mon expérience de l'armée remet violemment en question mes idéaux et ma conception de la vie. Le respect pour moi se mérite, aux qualités et non à une quelconque forme de soumission. J'accepte difficilement les ordres d'un sergent-chef à peine plus âgé que moi et qui plus est, alcoolique. Durant le premier mois, je me demande vraiment ce que je fais là. Je suis dans un régiment de fusiliers d'assaut, le 12ème de ligne de Spa.

Nous y apprenons que notre fusil est plus important qu'une femme, ce que je trouve complètement débile. Peu avant le vingt-et-un juillet, jour de la fête nationale belge, notre régiment défile autour de la place d'arme de la caserne. Nous marchons au pas, au rythme de la musique militaire. C'est l'occasion pour nos supérieurs de désigner les soldats qui défileront devant le Roi et son Palais. Lorsque nous sommes désignés, nous gagnons une semaine de permission.

Exprès, je marche à contretemps. Je suis parmi des centaines de soldats à être sorti des rangs le premier et nommé haut et fort dans le microphone parmon sergent-chef... Je n'ai pas le droit à ladite récompense, j'ai plutôt le plaisir d'éplucher des patates à la place !

Après un mois et demi à ramper dans la boue, je participe à une manœuvre de l'OTAN, en Allemagne. L'exercice consiste à tirer de nuit des balles à blanc à la moindre alerte d'intrusion ennemie dans le campement. Nous sommes à deux sous une tente. Nous tirons à la courte paille mon binôme et moi, pour savoir qui ira vider nos chargeurs. Cette nuit-là, je dors à poings fermés alors que mon "collègue" remplit sa mission avec brio.

Je suis ensuite détaché avec trois autres gars à la caserne de Verviers en Belgique, un régiment de transmission, pour veiller vingt-quatre heures d'affilée sur des chars, des Jeeps et des Unimog. Au cours d'une de ces gardes, je prends une Jeep Willys et je pars de nuit. J'ai besoin de prendre l'air alors je vais rouler dans les bois environnants. Malheureusement, j'ai la surprise à mon retour de voir mon officier de garde devant la barrière de la caserne. Il semble m'attendre de pied ferme et je sens que je vais passer un sale quart d'heure. C'est peu dire. Selon le tribunal militaire, je suis coupable de « vol d'utilisation » et la sentence est lourde. Je suis obligé de rester deux mois supplémentaires sous les drapeaux. Et bien sûr, mon casier judiciaire est maintenant entaché de ce délit.

Après avoir servi onze mois et dépenser tout l'argent que j'avais mis de côté, je retourne travailler à l'usine jusqu'au jour où ma vie bascule.

Chapitre 3

Le quatre juin 1982 est une belle journée. L'hiver a été très long cette année alors aujourd'hui, la chaleur et le ciel bleu me rendent joyeux. Avec trois amis, nous décidons de passer la nuit dans les dunes de sables de la mer du Nord. Marc habite dans un quartier populaire du centre de Bruxelles.

À l'âge de onze ou douze ans, nous nous croisions sur la place Morichar et quelques années plus tard, nous devenions de bons amis. Il avait une moto et je partageais sa passion pour les deux-roues. J'étais en admiration devant sa Honda SS50 de couleur jaune. Souvent, il me laissait la conduire, j'éprouvais alors une sensation de liberté et d'ivresse... plus tard, nous nous passionnerons et enfourcherons en même temps de gros cubes. Nous avons souvent pris l'habitude de rouler ensemble et ce week-end-là, nous passons un agréable moment entre amis. Sous mes pieds, le sable est chaud malgré la nuit.

Le lendemain matin, nous reprenons la route en sens inverse, direction Bruxelles. Après une heure et demie de moto sur l'autoroute, nous déjeunons dans un snack.

J'ai rendez-vous chez Olivier, un autre ami, et Marc propose de m'accompagner. Olivier habite sur l'avenue de l'Hôpital Français, derrière la basilique de Koekelberg, près du centre de Bruxelles. Sur cette route, Marc me suit.

Juste avant d'arriver chez Olivier, se trouve un carrefour très dangereux avec une double priorité à droite. Je fais très attention quand je le traverse, j'accélère à nouveau...

Il me reste 200m à parcourir... à partir de là, c'est le trou noir.

Marc me dépasse, et en se rabattant, heurte ma roue avant. Nous chutons lourdement, tous les deux.

Tandis qu'il se relève avec quelques égratignures, je suis emmené d'urgence à l'hôpital.

J'ai 20 ans et ma vie bascule ce samedi 5 juin 1982 à 14h30.

CHAPITRE 4

Le 15 juin 1982, je me réveille sur le ventre et j'aperçois le sol. Il est de couleur clair et en vinyle. Peu de temps après, une personne s'approche de moi. Elle me dit que je suis à l'hôpital Erasme de Bruxelles et que j'ai eu un grave accident. Elle me demande si je me souviens de quelque chose. Non, rien, je ne me souviens de rien. Elle me rappelle alors les circonstances du drame. Lors de cet accident de moto, j'ai eu un choc au dos, cela a provoqué un déplacement et une fracture de la colonne. Je ne comprends pas la gravité de la situation, je ne sais absolument pas ce que tout cela peut entraîner.

Je reçois la visite de mes parents, ils sont les seuls autorisés à venir me voir. Bien sûr, ma mère me demande pourquoi je n’ai pas voulu l’écouter. Je ressens dans sa voix de la tristesse mais je ne lui réponds pas. J'aperçois l'air désolé de mon père qui est en retrait. Ma mère découvre mon dos, complétement bleu, et comprends que le choc a été très violent. Je suis fatigué alors je leur demande de me laisser. À ce moment-là, mon médecin entre dans la chambre pour nous donner quelques explications. J'apprends que j’ai subi une intervention pour consolider ma fracture en 12ème dorsale et un déplacement en 1ère lombaire puis, que j'ai été plongé dans un coma artificiel afin de supporter la douleur et rester immobile. Je ne comprends rien à ce charabia et ne réalise toujours pas les conséquences de cet accident.

Quelques jours plus tard en fin de journée, des amis dont Olivier, me rendent visite, ils sont suivis par l'arrivée de mes parents. On parle de tout, de l'accident et à ce moment-là Marc et Christophe, un de ses amis, entrent aussi dans ma chambre. D'un coup, le silence règne dans la pièce et un sentiment de malaise s'installe. Mes parents ne supportent pas la présence de Marc et prétextent un rendez-vous pour partir. Je sens qu'Olivier est prêt à s'emporter contre Marc qui se fait de plus en plus petit. Je lui demande de nous laisser, je veux discuter avec lui. J'ai vraiment besoin de comprendre ce qu'il s'est passé. Marc m'avoue qu'il ne sait pas pourquoi il s'est trop rapidement rabattu devant moi. Comme nous arrivions à destination, « peut-être ai-je pensé que tu t'apprêtais à ralentir » me dit-il. Je sens qu'il culpabilise terriblement et il semble très triste de me voir ainsi. J'essaie de le rassurer, lui disant qu'un jour prochain nous enfourcherons à nouveau nos bécanes. Il quitte la chambre, me disant qu'il me rendra visite, chaque fois qu'il le pourra.

À ce traumatisme physique s'ajoute bientôt un traumatisme d'ordre psychologique. Je suis persuadé que ma situation n'est que temporaire mais la réalité me rattrape plus vite que je ne le crois. Mon médecin m'explique qu'un toucher rectal nous permettra de savoir s'il me reste une sensibilité. Je suis choqué par le geste et étonné de ne rien sentir. J'apprends alors que j'ai une « atteinte neurologique », une section à la moelle épinière en 12ème dorsale qui entraîne une perte de sensibilité et de motricité en dessous du nombril. Il me prévient que j'ai maintenant un cathéter, introduit dans l'urètre pour garder le sphincter de la vessie ouvert. Je perds à ce moment-là mon intégrité morale et ma fierté s'évanouit. Et dire qu'il y a encore dix jours, je vivais dans l'insouciance totale et avais la tête pleine de rêves.

J'ai l'attention de tout le personnel et les infirmières me tiennent compagnie à tour de rôle. Ma jeunesse et mon innocence les touchent certainement face à ma nouvelle condition. Après avoir passé vingt jours dans cet hôpital universitaire, les médecins m'annoncent mon transfert dans un centre de rééducation. Le personnel et quelques accidentés de la route viennent me dire au revoir. Je pense naïvement que je vais remarcher alors je leur dis à tous "Au prochain accident !". Il est évident pour moi que je vais reprendre le cours normal de ma vie, il ne peut pas en être autrement.

Le centre de traumatologie et de réadaptation de l'hôpital Brugmann de Bruxelles n'est qu'à vingt kilomètres. Sur le chemin, j'aperçois à travers la vitre du véhicule le ciel, les arbres et, les bâtiments défiler. À l'entrée, une porte coulissante vitrée, puis un sas et derrière, un monde peuplé de personnes en fauteuil manuel ou électrique. Je me demande ce que je fais là. Je suis accueilli par l'assistante sociale. Elle m'explique que je suis logé dans une chambre de deux lits en attendant qu'une place ne se libère dans une chambre de quatre. Je reste impassible. Ma chambre est au deuxième étage du bâtiment, au fond d'un long couloir. En le traversant, j'aperçois dans l'entrebâillure des portes, des fauteuils roulants et des personnes allongées sur de drôles de lits. En arrivant, je découvre ce lit particulier, nommé Striker, sur lequel je vais passer trois mois pour consolider la fracture de ma colonne.

Cet équipement me permet de passer de la position ventrale à la position dorsale toutes les trois heures grâce à deux planches qui me prennent en sandwich et pivotent de 180 degrés sur un axe situé aux deux extrémités. Le retrait de la planche supérieure soulage les points d'appui du corps et évitent les escarres. En position ventrale, je suis allongé sur une planche de quarante centimètres de large pourvue d'un trou avec en dessous, une bassine qui recueille l'urine. Dorénavant, toutes les trois heures et durant 3 mois, les infirmières me placent une sonde urinaire dès lors que je me retrouve en position dorsale.

Depuis la fenêtre de la chambre, je peux voir un parc, de la verdure et un terrain de basket-ball. Je fais la connaissance de mon voisin, Charles Humblet. Il est anglais et a vingt-deux ans. Il y a un an, Charles a plongé en Grèce dans une piscine vide et a subi une lésion cervicale qui l'a rendu tétraplégique. Il n'a plus aucune sensibilité et a perdu le contrôle total de son corps. Il se déplace maintenant en fauteuil électrique. Il a les cheveux noirs et bouclés et il porte des lunettes rondes. Ses doigts sont recroquevillés sans aucune possibilité de préhension. Je le regarde essayer de saisir des objets de la vie courante et cela lui prend un temps fou. Charles parle parfaitement le français et entretient une relation amoureuse avec Anne, l'infirmière en chef. Il reprend ses études de journalisme pendant sa rééducation.

Le neurologue du centre, le docteur André Heilporn, me rend visite et m'annonce que toute section de la moelle épinière laisse une fenêtre de six mois pour récupérer et qu'au-delà, je devrai faire le deuil de ma vie passée. J'ai beau l'écouter, je n'entends pas son discours. Il est hors de question que cette situation devienne définitive. Je vais retrouver l'usage de mes jambes et vivre comme avant…À partir de là, tous les matins et soirs je suis à l'affût du moindre mouvement volontaire que je peux déclencher en regardant mes pieds.

Peu à peu, je fais la connaissance du personnel. Les infirmières m'apprennent à percuter ma vessie pour la stimuler et lui donner la sensation qu'elle est pleine. Chacune d'un côté, elles tapent du bout de leurs doigts sur mon ventre, elles appuient sur ma vessie avec tout le poids de leur corps pour évacuer l'urine dans le pistolet, placé entre mes jambes. Cette action peut prendre vingt minutes quand aller aux toilettes n'en prend que deux.

Tous les mercredis, c'est la journée suppositoire à l'hôpital. Nous sommes tous conviés à aller à la selle. Les effets du médicament se font sentir au bout d'une demi-heure. Je suis allongé sur le ventre et lorsque je pense avoir terminé, j'appelle les infirmières. Je me sens à chaque fois sale et humilié, moi qui vivais encore une vie normale un mois auparavant. Je fais part de ma gêne aux infirmières qui me lavent. Elles me répondent que c'est leur métier mais cela ne m'empêche pas de penser et je leur dis qu'un humain n'est pas programmé pour être handicapé et, que vivre comme cela est une terrible humiliation.

Il m'est impossible de dormir sur le ventre alors de vingt et une heure à minuit, je traîne avec mon Striker dans les couloirs vides et silencieux du rez-de-chaussée, grâce à deux bâtons qui me permettent d'avancer. Il m'arrive d'implorer Dieu afin qu'il m'octroie une année debout. Une année durant laquelle je pourrais remarcher et courir en échange de ma vie. Mais rien ne se passe. Je lui propose donc d'être moins gourmand et je ne lui demande plus que six mois. Pour finir, je suis prêt à négocier une heure mais rien n'y fait, je ne reçois aucune réponse favorable. J'invoque alors le Diable, mais là encore, rien ne se passe. À minuit, je remonte dans ma chambre pour me faire vider la vessie et mettre sur le dos. Je peux enfin m'endormir... Jusqu'à trois heures du matin, où rebelote, les infirmières viennent me retourner une nouvelle fois, comme le veut le protocole. Je suis tellement épuisé que je passe mes matinées à dormir après l'heure du petit déjeuner.

La bibliothécaire me conseille un jour de lire "L'homme qui marchait dans sa tête", un livre écrit par Patrick Segal. Sur la couverture, un homme est assis seul au sol dans le désert et change les chambres à air de son fauteuil roulant. Cette vision me fait sortir de mes gonds, la bibliothécaire veut vraisemblablement que j'accepte mon état mais cette idée me révolte. Avec agressivité, je lui explique que je sortirai de cet hôpital sur mes jambes et je lui rends le livre. Elle me dit comprendre ma réaction. Elle laisse malgré tout le livre à côté de moi et me dit qu'elle repassera le lendemain... Par curiosité, j'ouvre le livre. Je réalise que l'histoire comptée est la mienne, qu'elle raconte le début de ma paraplégie. Je n'arrive pas à en lire davantage et je le lui rends le lendemain.

Marc me rend régulièrement visite. Il vit très mal sa culpabilité et a besoin de trouver un moyen de soulager sa conscience. Il suit l'évolution de mon état de santé et me parle de nos amis communs. J'apprends que beaucoup de gens demandent de mes nouvelles. Ses visites commencent ensuite à s'espacer, il se décharge progressivement de sa responsabilité... Lors de sa dernière visite, je suis exaspéré par la tournure qu'il veut donner à l'accident. Je lui rappelle donc les faits. Il est le seul responsable de mon état. Il se met à pleurer et décide ne plus venir me voir. Je ne le reverrai plus jamais.

Mon voisin Charles finit ses études de journalisme avec brio dans le centre de rééducation. Il est maintenant diplômé et quitte la Belgique pour l'Australie où il décroche un poste de journaliste. Je récupère sa place près de la fenêtre et je profite de la vue.

J'observe des personnes en fauteuil roulant jouer sur le terrain de basket mais aussi les passants qui attendent le tram, de l'autre côté du mur de l'enceinte. Je regarde le monde extérieur évoluer comme s'il était un film. Malgré les pressions du service financier du centre, je fais tout pour garder cette place. J'y arrive et n'intègre pas une chambre de quatre personnes. Je ressens une petite joie face à la souffrance que je m'apprête à vivre.

Deux mois après le début de ma paraplégie, je ressens une douleur aigüe dans ma hanche droite, je commence à souffrir par vague. Après quelques moments de répit, je vis des pics très douloureux, insupportables. De rage, des larmes coulent le long de mes joues. L'infirmière qui s'occupe de moi ne me prend pas au sérieux et se moque : "Oh le grand garçon qui pleure". Le corps médical, devant son incapacité à me soulager, tente de me convaincre que ma souffrance est imaginaire. Pourtant, c'est bien le début de vingt-huit ans de calvaire. La calcification osseuse qui se met en place concerne un blessé médullaire sur dix et j'en fais les frais. Ma paraplégie n'est apparemment pas une peine suffisante, je dois vivre une épreuve supplémentaire.

Dans ce centre, je vois défiler mes voisins de chambre mais l'histoire d'un homme retraité me marque. Il avait travaillé toute sa vie pour subvenir aux besoins de ses enfants et construire une maison au Portugal avec vue sur l'océan Atlantique. Il comptait y passer la fin de sa vie avec sa femme mais un an avant leur départ, elle décéda d'un cancer et lui, se retrouvait à présent à côté de moi. Il était tombé d'une échelle pendant qu'il élaguait un arbre de son jardin. Au-delà de sa triste histoire, sa situation me trouble. Sa lésion a provoqué une paraplégie et nécessite une déviation de l'appareil intestinal. Une poche de récupération de selles est fixée sur le côté gauche de son corps. À chaque fois que la poche est pleine et que les infirmières la nettoient, je dois m'enfuir pour éviter d'avoir la nausée.

Un matin, j'apprends que les radiographies de ma colonne sont concluantes et que je peux me mettre en position assise. Dès le lendemain, je m'y attèle. Après avoir vécu trois mois, allongé, me rassoir me donne des vertiges proches de l'évanouissement. Chaque jour, je tâche donc de rester plus longtemps assis dans mon fauteuil. Souvent, je m'installe au fond du couloir et je regarde le personnel et les patients évoluer dans l'établissement…

Un commerçant se présente un jour et me vante les mérites du fauteuil qu'il vend. Il n'y a qu'un choix de couleur concernant l'assise. Elle est en skaï bleue marine. Le cadre, lui, est entièrement chromé comme les énormes repose-pieds amovibles et les poignées qui se trouvent à l'arrière. Les roues avant gonflables sont énormes et le poids du fauteuil est de 25 kilos. Ce marchand a des yeux en amande, les cheveux châtains et une petite moustache. Son visage est strict, avec un petit sourire en coin. Son accent semble allemand mais il me dit être autrichien. Je lui explique que nos ancêtres appartenaient au même empire puisque je suis d'origine hongroise. Je poursuis en lui disant que je n'aurais pas besoin de son fauteuil bien longtemps car je vais ressortir du centre en marchant, voir même en courant pour m'éloigner très vite d'ici ! Son petit rictus se transforme en un grand sourire. Il ne rebondit pas sur cette éventualité mais en profite pour me rappeler que pour l'instant, je suis en fauteuil et qu'en attendant ma rémission, j'en ai besoin. Si je me rétablis, je pourrai selon lui en faire ce que je veux.

Je fais tous les matins des exercices de kinésithérapie pour que mes membres inférieurs conservent leur souplesse. Ma paraplégie m'oblige à gérer l'incontinence à chaque instant du jour et de la nuit. Une réalité difficile à accepter. Quand je suis en position assise, je ne peux pas conserver la sonde urinaire. Je dois par conséquent apprendre à contrôler la quantité de liquide que je bois, prendre en compte ma transpiration et toutes les trois heures, installer le pistolet entre les jambes et stimuler ma vessie pour la vider. Si je n'exécute pas ces gestes, des résidus peuvent provoquer une infection urinaire puis une fièvre et la prise d'antibiotiques. Soucieux des horaires, je passe alors vingt minutes à me percuter la vessie avant de rejoindre Willy, mon kinésithérapeute, mais à chaque fois, presque rien ne sort.

Au bout de cinq minutes de séance, la table de travail et le sol sont trempés. Willy s'exaspère à l'idée de ne pas pouvoir terminer les exercices prévus. Nettoyer son cabinet ne doit pas l'enchanter non plus car je passe maintenant entre les mains de Martine dont le petit-ami a subi l'amputation d'une jambe à la suite d'un accident de moto. Je reprends contrôle sur ma vessie progressivement, même s'il m'arrive d'avoir encore régulièrement des accidents.

J'intègre ensuite le service orthopédique car avec mon niveau de lésion, j'ai la possibilité maintenant de me maintenir debout entre des barres parallèles. Pour cela, j'ai besoin d'orthèses*. Je descends au sous-sol du bâtiment et entre dans l'atelier de confection du centre de rééducation. Ils y travaillent le cuir et l'aluminium pour fabriquer la structure. Seules les énormes chaussures orthopédiques sont fabriquées par un cordonnier de l'extérieur. Elles vont être moulées à mes pieds et ainsi empêcher tout problème lié au frottement dans la chaussure. Cela me rassure car mes plus grandes peurs sont les blessures et les escarres. Je me souviens d'un voisin de chambre. Une simple piqûre de guêpe sur sa fesse s'était transformée en nécrose et sa plaie, profonde, laissait entrevoir l'os. Cette vision me hante depuis, comme sa situation. La qualité de sa peau était mauvaise et il me disait passer près de six mois par an à l'hôpital pour soigner ses plaies.

X *Appareil orthopédique destiné à soutenir une fonction locomotrice déficiente et fixé contre la partie atteinte.

Grâce à mes orthèses et aux séances de kinésithérapie, je me maintiens debout entre les barres parallèles une demi-heure par jour. Durant les premières minutes, je n'arrive pas à avancer une jambe.

Ce mouvement me demande un effort considérable, au point qu'il m'arrive d'avoir la tête qui tourne. J'ai l'impression que faire une longueur prend une éternité. Je me mets à fréquenter également "la classe para" qui consiste quotidiennement, pendant une heure, à faire en groupe des exercices avec des poids. Le kinésithérapeute s'installe au centre du cercle que nous formons. La moyenne d'âge est très jeune, il y a une fille pour dix garçons. Je me sens, grâce à ce groupe, moins seul. Je m'isole moins et m'ouvre à leurs histoires

Un jeune vietnamien est devenu paraplégique en tombant dans des escaliers lors d'un déménagement. Il a une lésion incomplète de la colonne. Il peut encore bouger ses jambes mais au prix à chaque fois d'un effort surhumain. Après sa période de rééducation, il quitte le centre malgré tout en fauteuil pour rejoindre sa sœur en Californie.

Richard, lui, est originaire de Mons en Belgique. Il conduisait une Gold-Wing, une moto routière assez luxueuse lorsqu'il chuta. Il roulait à 30 km/h, une vitesse dangereuse pour un motard mais assez faible pour espérer ne pas être meurtri par le choc. Il heurta malheureusement le trottoir et l'impact entraina une lésion haute qui le priva de toute la partie basse de son corps à partir de ses pectoraux. Il souffre du même mal que moi, la décalcification osseuse, avec un état pire que le mien. Ses fémurs sont complètement soudés à ses hanches, ce qui fige le bas de son corps et ne permet aucun écartement ou flexion du bassin et des jambes. Il quitte le centre au bras d'une infirmière avec laquelle il se marie. Ils auront deux enfants.

Il y a aussi Aziz. Son histoire ne me parait pas claire. Le père de sa copine lui a tiré une balle dans le dos après une dispute qu'il avait eu avec elle... Aziz a été touché comme moi à la 12ème dorsale. Il est paralysé du nombril jusqu'aux pieds. Les infirmières me racontent que la nuit, il se tourne vers Allah et lui demande en hurlant, pourquoi il a laissé faire ça... Une fois sorti du centre, il se marie avec une femme devenue paraplégique à l'âge de douze ans suite à un accident de voiture et tombe plus tard dans l'alcoolisme.

Une adolescente de quinze ans fait également partie du groupe. Elle est un peu ronde et effacée, elle aussi, a une atteinte virale à la colonne vertébrale. Je me souviens de sa voisine de chambre, Véronique, rousse et originaire de Waterloo en Belgique. Au cours d'une sortie à ski pendant les vacances d'hiver, elle tomba dans un précipice. Après avoir été héliportée jusqu'à l'hôpital, les médecins lui diagnostiquent une fracture en 5ème dorsale. Elle se marie par la suite avec un champion de tennis atteint de poliomyélite et se met à pratiquer également le tennis en compétition. Ils s'installent ensuite dans le sud-est de la France.

Joseph, un ardennais d'une gentillesse incroyable, dinait dans un restaurant avec sa femme et ses deux filles lorsque le pied de sa chaise cassa. Il se cogna violement le dos ce qui entraîna le déplacement d'une vertèbre en 7ème dorsale et une paraplégie complète.

Et puis, il y a Éric qui se rendait un matin à son travail en moto. Il avait dix-sept ans quand un passant le retrouva allongé le long d'une route qui traversait un bois. Il n'eut jamais le souvenir de ce qui était arrivé. Il ne peut que constater les dégâts de cet accident : une paraplégie avec une lésion haute de la colonne vertébrale. J'ai vingt-et-un an alors je me sens proche de lui, même si lui me considère comme un vieux. Une amitié nait de nos échanges et nous gardons contact une fois partis du centre. Aujourd'hui et depuis peu, sa paralysie ne l'empêche plus de conduire de grosses cylindrées sur circuit, ni même d e participer à des compétitions dans une discipline créée pour des personnes porteuses de handicap.

Durant ces treize mois d'hospitalisation, je rencontre encore de nombreuses personnes et avec elles, l'histoire qui leur est propre. Durant l'heure que nous partageons en groupe, nous renforçons notre musculature, cernons nos limites et apprenons à utiliser notre fauteuil. Monter ou descendre les trottoirs demande de l'entrainement. Nous sortons alors en ville afin de réaliser ces exercices en conditions réelles. Lors de ces sorties, je suis rapidement épuisé. Même les routes qui semblent plates ne le sont pas. Les dévers m'obligent à pousser d'un bras et à freiner de l'autre pour rester sur ma trajectoire. La moindre bordure de trottoir parait être un obstacle insurmontable et je perds souvent l'équilibre. J'ai besoin de muscler ma sangle abdominale pour y parvenir sans difficulté.

Mireille, une autre kinésithérapeute, me propose de quitter les barres parallèles et d'utiliser maintenant des béquilles et mes orthèses pour me déplacer debout. Me lever ainsi régulièrement, consolide mon ossature et évite que les organes ne se tassent. Je vis ces premiers instants comme si je me trouvais au bord d'un précipice. Je n'ai pas la sécurité des barres et l'exercice me demande beaucoup d'efforts. Je transpire à grosses gouttes pendant que mes mains se crispent sur les prises des béquilles.

J'apprends d'abord à faire le "deux temps". C'est à dire mettre les béquilles parallèles devant soi puis se soulever et passer entre pour ensuite jeter son corps le plus loin possible.

Le "4 temps", lui, consiste premièrement à avancer la béquille droite, deuxièmement à soulever la hanche pour mettre le pied gauche à mi-distance entre la canne et la jambe droite, troisièmement à mettre la béquille gauche plus loin que la droite et quatrièmement à soulever la hanche pour faire basculer la jambe droite vers l'avant.

Cette technique en quatre temps se rapproche plus de la marche normale mais est beaucoup plus fatigante et surtout moins rapide. Mireille m'apprend aussi à monter des escaliers en marche arrière. J'ai dans une main une béquille et dans l'autre, la rampe sur laquelle je m'appuie.

Elle m'emmène aussi dans des centres commerciaux pour que je m'exerce sur des escalators. Je réussis à les prendre quand elle se trouve avec moi mais je me sens toujours incapable de le faire seul. Je n'ai aucun contrôle sur mon équilibre et durant longtemps, mes accompagnants me maintiennent par le haut du pantalon. Sortir d'ici assis sur un fauteuil reste ma hantise. Maîtriser cette marche devient donc mon objectif premier.

Paradoxalement, je continue de croire que je vais retrouver l'usage de mes jambes. Les kinésithérapeutes tentent de me ramener à la réalité. Même si grâce à ces béquilles, je peux me tenir debout et avancer, je resterai paraplégique. La fenêtre des six mois est derrière moi maintenant et pourtant, je reste persuadé qu'ils sont dans l'erreur.

Le neurologue du centre me rend régulièrement visite et je lui déballe à chaque fois mes états d'âme. Il finit par m'envoyer chez la psychologue et durant quelques mois, j'y vais tous les jeudis après-midi à quatorze heures. Je lui fais part de mes ressentis et de mes peurs.

Je ne veux pas vivre diminué et je ne conçois pas ma vie en dehors du centre, autrement que derrière une vitre à regarder en spectateur le monde extérieur. Lors de notre dernier rendez-vous, elle me demande combien je touche de l'assurance ... ma liberté n'a pas de prix. J'ai le sentiment qu'elle ne saisit pas la détresse dans laquelle je suis. Elle pense que je suis instable mais comment ne pas l'être après un tel chamboulement ! J'ai vécu vingt-et-un an sans prendre conscience de la chance que j'avais. Je deviens aujourd'hui prisonnier de mon corps.

Tous les actes insignifiants de la vie quotidienne sont devenus un fardeau. Je ne suis pas programmé pour évacuer mes urines en trente minutes et mes selles en une heure et demie. Je ne suis pas prêt à subir des douleurs à la hanche qui me donnent continuellement envie de me taper la tête contre les murs. Alors, oui, effectivement, je suis quelque peu instable ces derniers temps. Je décide d'arrêter de consulter cette psychologue et les seuls endroits où je la croise sont dorénavant les couloirs de l'établissement.

Je vis dans ce centre comme dans un cocon. Je me sens entouré, protégé et à l'abri des regards. J'en prends conscience au moment où je m'apprête à le quitter. Onze mois que j'y suis et bien qu'impatient d'en partir, je suis inquiet à l'idée d'affronter la société et ma nouvelle existence.

Je pars m'installer dans une tour de vingt-cinq étages où se trouve l'appartement adapté que l'assistante sociale m'a trouvé. Au début, je suis tellement angoissé que je n'arrive plus à uriner. Mes angoisses provoquent un blocage de la vessie et une fièvre qui me poussent à retourner d'urgence à l'hôpital. Je reste alors encore deux mois dans le centre de rééducation que je viens de quitter.

Chapitre 5

Un samedi soir, des amis viennent me chercher. Ils ont compris qu'assis, en voiture, je me sens l'égal de tous alors ils me proposent une sortie. Je suis ravi. Nous allons chercher une de leur amie, Pascale. Assis à l'avant sur le siège passager, je la vois monter à l'arrière. J'ai à ce moment-là un vrai coup de foudre pour elle. Ses cheveux blonds sont très courts, ses yeux sont verts et elle a une allure élancée. Je suis sous le charme et je sens qu'elle le sait. J'essaie de faire de l'humour quand elle se gratte l'oreille. Avec un air malicieux, je lui demande si elle est chatouilleuse...elle sourit. À l'issue de cette virée en voiture, mes amis me déposent à l'hôpital. Je reste sous le charme de cette rencontre. Quelques jours plus tard, je suis surpris de la voir à l'hôpital. Sa visite m'enchante et j'ai le cœur qui bat la chamade ! Je l'invite à boire un verre à la buvette du centre ... la magie de ses yeux verts…opère toujours en moi.

Mes parents me proposent un samedi après-midi de m'emmener en ville. Le soleil tape, les rues sont bondées. J'avance parmi les gens quand l'instant d'après, plus personne ne se trouve sur mon chemin. J'aperçois au loin une femme d'une cinquantaine d'année marcher dans ma direction. Elle me dévisage et cela me met mal à l'aise. Bien qu'elle arrive à ma hauteur, elle marque un arrêt et continue de me fixer. Je détourne le regard pour l'inviter à me dépasser. Cette situation me traumatise car je ne suis pas du tout prêt à affronter le regard des autres. J'ai néanmoins une idée pour détourner leur attention. La sœur d'Éric, un ami du centre, a une chienne qui vient d'avoir une portée. Je lui achète alors un petit cocker. Emile (en référence aux mille francs belges qu'il m'a coûté) devient mon compagnon de route. Lorsque je sors définitivement du centre au cours du mois de juillet 1983, il est assis sur mes genoux. Les gens que je croise sont tout de suite attirés par cette petite boule de poil rousse et oublient de ce fait mon fauteuil. Objectif atteint !

Cela fait deux semaines que je suis retourné vivre dans mon appartement. Les onze étages qui me séparent du sol me permettent d'avoir une large vue sur la ville. Je l'observe le jour bouillonner et la nuit, s'illuminer. Je vis des instants compliqués mais Emile me réconforte. Sa compagnie m'empêche de réfléchir. Lui donner de l'affection, à manger et le sortir m'occupent l'esprit.

J'acquiers à ce moment-là enfin la voiture adaptée à mon handicap. Je n'ai choisi que la couleur intérieure et extérieure car il existe très peu de modèle en boite automatique. C'est une Ford Escort 1600 noire, la commande de l'accélérateur et du frein se situe au niveau du volant. Je me suis déjà entraîné à la conduire dans une auto-école spécialisée durant mon hospitalisation. Au volant de cette voiture, je suis Mr "tout le monde", je n'apparais pas comme un handicapé, je cache mon fauteuil roulant et n'affiche aucun autocollant

Un soir, quelqu'un sonne à la porte, je réponds. J'entends une voix de femme me dire « C'est Pascale ! ». Je suis à la fois surpris et ravi. Elle est vêtue d'un pantalon blanc et d'un haut très léger. Son bronzage fait ressortir ses yeux magnifiques. Nous passons la soirée à parler de nos parcours respectifs. Nous sommes installés dans mon canapé d'angle, elle est assise face à la fenêtre. Je prends mon courage à deux mains et la gorge serrée, je lui demande cinq minutes de tendresse. Son visage s'illumine, ses yeux brillent et son visage affiche un sourire. Elle s'assoit à côté de moi. J'ai beaucoup d'appréhension à l'idée de lui dévoiler mes dysfonctionnements. Notre histoire débute quand même sur les chapeaux de roue, l'attraction est réciproque et très intense. Pascale m'avoue que la première fois où elle m'a vu, elle n'arrivait plus à sortir un son de sa bouche.

Nous nous voyons très souvent. Cela fait deux semaines qu'elle vient tous les jours chez moi. Je lui propose d'emménager chez moi, elle accepte. Dans ma condition, jamais je n'aurais pensé cela possible et pourtant, elle vend ses meubles et rend les clés de son appartement. Elle est employée dans une bijouterie en plein centre de Bruxelles et grâce à ma voiture, je peux l'accompagner et aller la chercher tous les jours. Le matin, nous avons l'habitude de prendre un café ensemble dans le centre commercial où elle travaille. Quand elle me quitte, je fais face à un grand vide et j'attends avec impatience le soir, de la retrouver. Il m'arrive souvent de passer à l'endroit où j'ai eu mon accident. Je reste assis des heures dans la voiture essayant de comprendre ce qui a bien pu se passer. J'ai la sensation que mes jambes sont mortes ici tout comme moi. Mes yeux ont ce besoin de contempler le lieu où tout bascula.

En septembre 1983, pour m'évader de mon quotidien Pascale me propose d'accepter la demande de David de le raccompagner chez lui en Italie. J'avais fait sa connaissance durant les derniers mois de ma rééducation. Il vivait en

Belgique avec sa femme depuis plusieurs années. Son accent italien le rendait attachant et sympathique. L'accident qui l'avait mené jusqu'au centre s'était passé un samedi soir en rentrant de boîte de nuit. Il était assis à l'arrière avec sa femme et un ami quand la voiture avait fait des tonneaux. Les conséquences avaient été terribles. Sa femme, éjectée de la voiture, avait été légèrement blessée mais son ami décéda et lui, finit tétraplégique. Avec Pascale, nous l'avons accompagné dans sa ville natale, Sabaudia, située en bord de méditerranée, à cent kilomètres au sud de Rome. J'ai conduit vingt-six heures avec dans le véhicule, deux fauteuils et un chien en plus de nous trois. David est resté figé durant tout le trajet tandis que Pascale s'assurait de son confort et ses transferts entre le siège de la voiture et son fauteuil. Une fois arrivés, nous avons passé une semaine dans sa famille et j'y ai découvert la saveur du cappuccino.

La même année, Pascale me fait découvrir la Costa Brava et le soleil en hiver. Il me reste une anecdote de ce voyage, nous avions un jour décidé de nous rendre à la plage. À l'entrée de celle-ci figure un panneau avec toutes les interdictions, il y est stipulé que les chiens sont interdits. C'est l'hiver, la plage est immense et déserte, nous décidons de nous rendre avec Emile sur le sable chaud. À l'époque je n'avais pas encore la force de pousser mon fauteuil dans le sable, Pascale se met derrière moi, attrape les poignées, bascule le fauteuil en arrière et me tire sur une centaine de mètres. À peine 5 minutes après que nous nous soyons installés, nous entendons le sifflet d'un policier et de son index droit, il fait signe à Pascale de venir. Elle se dirige vers lui et il lui donne directement le montant de l'amende. Elle lui dit que nous sommes les seuls sur la plage et que le chien ne dérange pas grand monde, il nous intime l'ordre de nous rendre au bureau de police avec lui. Pascale doit à nouveau me tirer dans le sable mou, toute seule pour rejoindre la promenade où se trouve le policier, les pieds écartés et les mains croisées dans le dos. Il ne nous reste plus qu'à payer notre amende sous l'air menaçant du chef de poste.

Pascale est quelqu'un de très important pour moi, dans ma construction en tant que paraplégique, parce que mes parents auraient préféré que je rentre vivre au domicile familial. Ce qu'il faut comprendre, c'est que mon corps me prive de toute liberté, en étant esclave de ses dysfonctionnements, de la peur de l'infection urinaire et des escarres. Circuler dans cette société avec l'image que je renvoie, celle de l’handicapé en fauteuil roulant. Je ne me vois plus aucun avenir à part celui de vivre derrière une fenêtre dans un centre pour personnes handicapées. Pascale m'accompagne durant des heures à faire de courtes distances avec mes orthèses et mes béquilles. La calcification osseuse me bloque déjà les hanches et me demande un effort considérable juste pour faire 10m. Elle me tient par l'arrière du pantalon, comme lui a montré Mireille la kiné du centre de rééducation. Elle rattrape ainsi ma perte d'équilibre pratiquement à chaque pas, sans quoi je vacille et chute lourdement sans aucune possibilité de me relever si je suis seul.

Il nous arrive régulièrement de rendre visite à mes parents, debout. La première fois que mon père et ma mère me voient arriver debout dans leur salon, mes parents sont submergés par l'émotion j'aperçois des larmes couler le long de leurs joues. Mon père me dit "tu ne dois pas te fatiguer comme ça". Un jour, rentrant chez nous après une après-midi passée chez eux et n'emportant pas avec moi mon fauteuil roulant, sous une forte pluie, je sors de la voiture avec déjà la peur de glisser. Je suis crispé, encore plus que d'habitude et au moment de franchir une petite marche de 2 cm devant l'entrée de mon immeuble, ramenant mes béquilles vers l'avant pour les déposer, sans aucune adhérence sur la dalle de pierre bleue trempée, elles glissent vers l'avant et provoquent ma chute. Pascale n'a pas le temps de me rattraper, mon corps chute vers l'avant, je retiens ma tête vers l'arrière et au moment où je touche terre, je tape le front violemment sur le sol. Je suis sonné, je reste groggy à terre, durant de longues minutes. Je reprends mes esprits et Pascale m'aide à me remettre debout. Je pense que si j'avais été seul, avec la violence du choc, jamais plus je ne me serais remis debout, par peur d'une autre chute.

Un jour, je me gare dans le parking souterrain du centre commercial où Pascale travaille. Je m'équipe de mes orthèses et de mes béquilles et m'assouplis les hanches pendant trente minutes avant de prendre l'ascenseur et de faire cent mètres parmi la foule. Malgré le danger d'être bousculé, être à la verticale parmi tous ces gens me donne un sentiment incroyable. Je suis à leur hauteur et mon champ de vision est large. Je dois m'arrêter fréquemment pour récupérer et lors d'une de ces pauses, un homme d'une cinquantaine d'années s'arrête devant moi. Il entame la conversation. Je comprends mieux la raison pour laquelle il connait aussi bien ma condition quand il m'explique avoir perdu il y a peu son petit-ami, paraplégique. Il me propose ensuite de le remplacer, la situation est surréaliste ! Moi debout ici et lui, à côté avec sa proposition presque indécente. Je l'envoie poliment balader même si durant une fraction de seconde, il me rappelle la scène angoissante vécue à treize ans. Pour autant, mon sentiment de plénitude et l'effervescence qui bout en moi ne sont nullement entachés.

C'est la première fois que je réalise cet acte insensé, me déplacer seul debout. J'ai hâte que Pascale me voie. Je m'installe au comptoir d'un snack en face de sa boutique. Je la fixe intensément et elle finit par me ressentir, nos regards se croisent mais elle ne réalise pas. Elle continue à travailler et au bout d'une dizaine de secondes, je la vois réapparaitre les yeux écarquillés et cet étonnement laisse la place à son magnifique sourire. Elle se met à courir vers moi et me serre dans ses bras, émue devant la puissance de mon geste.

Notre histoire est très intense, nous sommes très fusionnels. Nous pensons même au mariage et à fonder une famille. Je passe alors de nombreux examens afin de connaître mon taux de fertilité. J'apprends que le niveau de ma lésion compromet sérieusement autant ma sexualité que ma fertilité. Lors du dernier entretien, je comprends que je ne pourrai jamais avoir d'enfant. Cette nouvelle m'affecte profondément, j'aurais tant aimé transmettre la vie. Pascale ne partage pas ma déception. Elle ne ressent pas le désir d'enfanter même si elle l'aurait fait pour moi. Une fois le dossier bébé clos, l'idée de se marier est progressivement oubliée.

En Septembre 1984, je prends la décision de m'inscrire à l'école des Beaux-Arts de Bruxelles. Sous la direction d'artistes confirmés, je me retrouve deux soirs par semaine au milieu d'autres élèves. Les modèles que nous dessinons sont bien souvent nus. Je suis épaté par la facilité qu'ont ces hommes et ces femmes à se dévêtir et à rester immobiles devant nous. Les poses sont parfois contraignantes et durent longtemps. Je me demande comment ils réussissent à se détacher de leur corps et de ce qui les entoure.

Je goûte aux fusains, aux pastels, à l'aquarelle et j'ai de bonnes appréciations, des professeurs. Ils apprécient le volume et la luminosité qui se dégagent de mes travaux. Le souci que je rencontre est d'ordre pratique. Il n'y a dans l'école aucune toilette accessible en fauteuil roulant. J'arrête de boire deux heures avant de rejoindre ma classe pour éviter un accident. Seulement, l'hiver arrive et le froid fait qu'au milieu d'un cours, un professeur passe derrière moi puis se penche et me dit à l'oreille que quelque chose coule de mon fauteuil. Terriblement humilié, je prends du sopalin et éponge le sol. Je sens les personnes présentes me regarder et s'interroger. Suite à cet incident, je n'ai pas la force d'y retourner... je referme ma boîte de pastels...définitivement.

Je mets longtemps à me détacher du cocon sécurisant que représentait le centre de traumatologie. Je m'y rends encore une à deux fois par semaine pendant l'heure des repas. J'échange avec d'autres personnes paralysées et je fais la connaissance de Ben, un ancien para-commando. C'est lors de l'intervention de Kolwezi en Afrique en 1978 qu'il se retrouve paraplégique avec le même niveau de lésion que moi. Il mesure près de deux mètres de haut et a de longues jambes. Sur la partie basse de son corps, son atrophie musculaire donne l'impression qu'il est très maigre, tandis que le haut de son corps est hyper musclé. Ben a vingt-sept ans, cinq ans de plus que moi. Je rencontre aussi Christian, de dix ans mon ainé. Revenant d'un voyage au Maroc, au début des années 70, il faisait du stop au bord de la route avec son amie. Deux jeunes Américains en Combi Volkswagen s'étaient arrêtés pour les faire monter. Les petites routes sinueuses des montagnes espagnoles les firent basculer dans un ravin. Les deux jeunes américains décédèrent. L'amie de Christian fut amputée d'une jambe et lui, atteint en 12ème dorsale. Une fois sorti du véhicule, il avait été transporté la moelle épinière sectionnée, en bus, assis parmi d'autres voyageurs. Après de longues heures de route et avoir terriblement souffert pendant le trajet, ils le déposèrent dans un hôpital. Les médecins le plâtrèrent des pieds jusqu'au cou. Son pied droit avait été broyé. Plus aucun os ne maintenait sa jambe.

Son plâtre fut retiré plus tard que la normale à cause de la lenteur des démarches administratives et de son rapatriement tardif en Belgique. Son corps, en dessous, était complètement nécrosé, il se dégageait une odeur de cadavre. Il ne pesait plus que vingt-neuf kilos pour un mètre quatre-vingt- dix. En Espagne, il avait été mis sous morphine. Il arriva en Belgique complètement drogué et développa une addiction pour ses antidouleurs. S'il n'avait pas été placé dans ce bus et, secoué, il aurait selon les médecins probablement repris le cours normal de sa vie. Il a rencontré beaucoup de difficultés pour se défaire de la morphine. Pour compenser le manque, il est tombé ensuite dans l'alcool. Les alcools forts tout d'abord, puis la bière, jusqu'à trente canettes par jour. Il réussit à arrêter de boire de l'alcool mais bien des années plus tard.

Nous finissons tous les trois, Christian, Ben et moi, sur le terrain de basket du centre, sans même réussir à toucher l'anneau du panier avec le ballon. Nos fauteuils pèsent vingt-cinq kilos et nous demandent un gros effort pour faire un simple pivot. L'été qui suit, nous disputons de petits matchs. Le score de chacun n'est jamais très élevé mais durant deux heures je me dépense, je transpire. Je souffre musculairement et je me rends compte que cela me permet de dépasser les douleurs que je ressens constamment à la hanche. Je cherche par tous les moyens depuis à retrouver le plus souvent possible ces sensations d'effort physique. Un jour, Pierre, un Bruxellois, se présente à notre groupe en tant qu'entraineur de basket. Il est en fauteuil roulant car il souffre de poliomyélite, ses membres inférieurs sont très atteints. Pour autant, il est dans la vie laveur de vitres et grimpe à des échelles.

Pierre prétend être le meilleur entraineur de basket de Belgique. Nous, on a l'impression qu'il nous prépare plus à un marathon qu'à un match de basket. Avant chaque entrainement et chaque match, je prends l'habitude d'aller chercher Christian qui ne conduit pas de voiture. Nous participons à des matchs durant deux saisons mais nous n'en gagnons aucun. Sur le terrain, Pierre me fait très peu jouer alors que les joueurs d'autres équipes disent que je suis un des meilleurs joueurs dans ma classification d'handicap en Belgique.

Un système à points a été instauré afin de permettre à toute personne handicapée physique de jouer quel que soit son degré d'atteinte. Tous les participants passent ainsi chaque année une visite médicale pour évaluer le niveau de leur handicap. Les points attribués vont d'un à quatre. Aucune équipe, sur le terrain, ne peut excéder quatorze points lors d'un match. Ma valeur en tant que paraplégique complet en douzième dorsale est de deux points. Certains joueurs arrivent durant cette visite à convaincre le médecin, malgré un dossier médical, que leur corps les handicape beaucoup plus que la réalité. Ainsi, ils peuvent descendre en points et se retrouver en concurrence avec des gens qui ont un plus lourd handicap que le leur et ainsi prendre leur place. Une personne amputée d'une jambe par exemple, équivaut à quatre points puisqu'elle est dans le contrôle total de son corps même diminué.

Christian et moi sillonnons la Belgique en voiture tous les week-ends pour participer aux matchs. Nous parcourons parfois plus de trois cents kilomètres et, déception, je me retrouve la plupart du temps sur le banc de touche. Des tensions naissent dans l'équipe et j'en suis éjecté. Je comprends plus tard que le seul objectif de Pierre est de détourner les subventions du club afin d'améliorer sa qualité de vie. Il est à la fois président, entraineur, coach et joueur. Sa femme est trésorière et sa fille, secrétaire du club. Il a également un neveu qui l'assiste régulièrement à la mise en place des entrainements. Il crée des tensions dans l'équipe, montant les joueurs les uns contre les autres. Je pensais que le handicap allait me faire découvrir un monde meilleur... plus humain... c'est en réalité tout le contraire. Très souvent, les gens pensent que les personnes handicapées deviennent parfois aigries du fait de leur accident, mais je pense surtout qu'il ne fait qu'accentuer les personnes que nous étions déjà avant. Tout ce que je recherchais à travers le basket, c'était du plaisir, créer un beau jeu et surtout dépasser la douleur de ma hanche.

En 1985, Pascale et moi investissons dans l'achat d'une camionnette Bedford blanche. Le véhicule a déjà beaucoup de kilomètres au compteur et ce que je ne sais pas à l'époque de l'achat, c'est que ce véhicule diesel a un moteur Opel peu fiable. Pascale aménage de ses propres mains un intérieur cosy, recouvert de moquette bleue, un lit, un évier, 2 becs de gaz, et des toilettes chimiques. Pascale n'a pas son permis, je fais adapter le véhicule à la conduite manuelle, l'accélérateur et le frein au volant ainsi qu'un embrayage électronique. Il me suffit de toucher le pommeau de changement de vitesse pour que l'embrayage s'enfonce par compression et revienne par dépression, cela me permet de passer les rapports. C'est assez impressionnant de voir la pédale d'embrayage aller et venir toute seule. Cela me donne l'occasion de conduire autre chose qu'une voiture automatique. L'offre du marché de l'automobile du début des années 80 en Europe, n'offre que très peu de véhicules à boîte automatique. La raison de l'achat de ce Van est mon désir de me rendre chez mon grand-père en Hongrie, être en autonomie et surtout mon envie est de m'y rendre sans apparaitre en fauteuil roulant mais debout sur mes orthèses et mes béquilles. Nous prenons la route au début du mois de juillet, la conduite s'avère très fatigante car le véhicule est mal insonorisé et le moteur diesel résonne dans la cabine au point de ne pas s'entendre parler.

En arrivant aux abords de Vienne après 900 kilomètres, la gestion électronique de l'embrayage rend l'âme. On fait appel à un dépanneur, il nous dépose devant un concessionnaire Opel dans une zone industrielle. Nous y passons tout le week-end dans le véhicule jusqu' à l'heure d'ouverture le lundi matin. N'ayant pas mon fauteuil nous restons deux jours en vase clos à attendre. Après l'examen du véhicule, nous sommes transportés sur le plateau d'une dépanneuse pour aller chez un représentant autrichien du système d'embrayage Italien. La réparation prend 5 mn, en changeant la carte électronique. Nous reprenons la route et nous arrivons chez mon grand-père. Il pleure et me serre très fort dans ses bras lors de ces retrouvailles. Mon père, ma mère, mon frère et ma sœur sont également présents. Nous allons tous ensemble passer une semaine au Lac Balaton. Le moindre de mes déplacements me demande à chaque fois un effort considérable et c'est durant ce séjour que je réalise que je ne peux pas vivre que pour marcher, même si en 1 mois et demi d'usage de mes orthèses j'ai atteint une aisance dans la marche et développé la musculature du haut de mon corps. Nous reprenons la route vers la Belgique et c'est, cette fois-ci, le moteur qui nous lâche à la hauteur de Francfort. Nous finissons cette aventure sur une dépanneuse qui nous dépose devant chez nous.

Ecœuré par cette expérience du monde du handicap et du sport, je cherche une nouvelle motivation et tout à fait par hasard, je me dirige vers la photographie. Au mois d'août 1986, j'ai vingt-cinq ans. Je suis ouvert à tout alors je regarde les écoles susceptibles de m'accueillir pour des cours de cuisine, ou que sais-je... Non loin du palais du Roi, dans le quartier de Laeken à Bruxelles, se trouve une prestigieuse école de photographie, l'art continue de m'interpeller. Je m'y rends le jour des inscriptions. La bâtisse est vieille et est construite sur deux niveaux. Je franchis d'abord une énorme marche puis pousse une lourde porte d'entrée en bois. Sur ma droite, se trouve le local du concierge, en face, j'ai encore trois marches à gravir pour arriver à un long couloir, où de part et d'autre se trouventles classes. Je quitte mon fauteuil au milieu de tous, et m'assoissur la seconde marche pour le hisser sur la troisième. Certains me proposent leur aide mais je refuse. Si je suis trop assisté, jamais je ne me surpasserai. Comment ferais-je alors seul dansle désert ? Je mourrai.

Une fois assis sur la dernière marche, je prends mon fauteuil et m'y rassois. Une file s'est formée dans le couloir et parmi les personnes présentes, j'observe tous les âges et sexes. Au moment d'entrer dans le bureau d'inscription, une personne se dirige vers moi, c'est le directeur de l'établissement. Il m'explique qu'à cause des trois marches à l'entrée, il n'a jamais dispensé de cours à des personnes en fauteuil roulant. Je lui rétorque que je viens de les monter seul. Il renchérit en me disant que le laboratoire photo est dans l'obscurité et que les gens risquent de tomber sur moi. Je lui réponds que si tel est le cas, je les rattraperai. Il tente de me décourager en me précisant que le studio de prise de vue est à l'étage. Il m'a eu. Je ne sais quoi répliquer à cela et de façon tout à fait inattendue, des personnes qui nous avaient entendus discuter lui ont dit spontanément, qu'à chaque fois que j'aurai besoin de monter ou de descendre les escaliers, ils s'en chargeraient. Nous avons eu raison du directeur et je finis par m'inscrire. Je me retrouve hors du monde du handicap et me confronte une nouvelle fois à la société mais en voulant m'exclure, le directeur me donne envie d'enfoncer plus encore les portes qui se ferment devant moi.

Les cours ont lieu quatre fois par semaine de dix-huit heures à vingt-deux heures. Je suis selon le programme un cours de gestion commerciale, de chimie photographique, de labo, de studio pendant lequel nous étudions la lumière et celui que je préfère, d'esthétisme.

Durant ce cours, nous étudions ce qui fait une belle et grande photo. J'ai une révélation car grâce aux explications du professeur, je comprends rapidement comment se construit une image. Lors du tout premier cours, celui de chimie, je ne réussis pas à rester assis plus d'un quart d'heure. La douleur à ma hanche droite m'empêche de me concentrer et d'écouter. Je sors alors du cours et rentre chez moi.

J'ai raté ma première journée et dois trouver une solution pour ne plus avoir mal quatre heures durant. Je me mets alors à fumer chaque jour de la marijuana dans ma voiture avant de rejoindre ma salle de classe. J'ai les yeux injectés de sang mais je ressens moins la douleur et je peux enfin me concentrer.

Les premiers agrandissements de mes photos ne sont pas très concluants. Le déclic se produit la seconde année. Entre temps, je m'engage dans un projet qui me tient à cœur et durant lequel je vais réaliser près de mille deux cents photographies.

Chapitre 6

Quelques mois après la rentrée, Jean-Luc, un ami du centre de traumatologie m'invite au Salon du 4x4 dans le palais des expositions du Heysel. J'ai beaucoup d'admiration pour lui qui est atteint de poliomyélite depuis l'âge de trois ans. Rejeté par sa mère et placé dans un centre d'hébergement, il avait partagé durant des années une chambre avec deux africains. Il arrivait même à parler comme eux maintenant, ce qui les faisait beaucoup rire. Dans ce salon, Jean-Luc présente sur un stand une Peugeot blanche break 504 adaptée aux personnes handicapées. La carrosserie est recouverte d'encarts publicitaires et parmi eux, je remarque une carte de l'Afrique.

Jean-Luc travaille depuis un an sur le projet "Handicap sans frontières" et compte distribuer du matériel usagé, des béquilles, des orthèses, des fauteuils roulants, dans des centres de rééducation de l'Afrique de l'ouest. Dans dix jours, il rejoint Alger en bateau depuis Marseille pour traverser le désert algérien et Malien. Mille huit cents kilomètres de piste pour atteindre Gao, une ville malienne. Son projet me fait rêver et sans réfléchir, je lui demande s'il a un photographe pour couvrir l'évènement. Il me répond non et me propose de le suivre. Cela me rend euphorique alors je m'organise en toute hâte. J'ai plusieurs vaccins à faire et mon passeport doit être valide. Le lendemain, je préviens le directeur que je vais être absent durant trois mois. Pour lui, une telle chance ne se produit qu'une fois dans la vie alors il ne s'y oppose pas ; en outre, il me précise que j'aurai beaucoup de cours à rattraper si je souhaite me présenter aux examens de fin d'année.

Mon passeport en poche et mes vaccins à jour, Jean-Luc et moi quittons le 2 Janvier 1987 une Belgique sous la neige et des températures qui avoisinent les moins quinze degrés. Un ciel bleu d'hiver nous accompagne lorsque nous prenons la route. Nous effectuons un premier arrêt au Luxembourg où Jean-Luc a rendez-vous dans les studios de la radio RTL pour présenter son projet d'aide humanitaire. Juste avant son interview, je rencontre Gilles, un autre membre de l'expédition. Il est également paraplégique. Il semble avoir un caractère jovial mais être très dépendant des autres.

Le soir, je découvre les derniers membres de l'équipe. Michel, le mécanicien, sera en charge de la maintenance du camion qui transportera le matériel récolté. C'est un Berliet 6x6 qui a appartenu à l'armée française, puis algérienne pour finir dans un garage ardennais. Michel est assisté par son jeune frère, Didier, qui a 22 ans. Serge, un ami des deux frères, a équipé une vieille Peugeot 504 blanche pour participer à l'aventure. Je rencontre Vincent qui sera notre infirmier. Il est d'une grande gentillesse mais très effacé. Il parle très peu. Un de ses amis, Claude, nous accompagne également avec son ex-petite-amie, Laurence, dans une Peugeot berline vert olive métallisée. Il est prévu de revendre tous ces véhicules en Afrique de l'ouest, une fois l'expédition terminée et ainsi couvrir les frais. Nous sommes huit hommes et une femme, prêts à partir. Tous se connaissent et je suis très vite accepté dans le groupe. Nous veillons très tard au coin du feu dans la maison de Gilles. Jean-Luc a déjà réalisé cette expédition l'année précédente et nous raconte son expérience.

Le projet avait été mis en place dans un cadre thérapeutique par le personnel soignant du centre de rééducation de l'hôpital Brugmann en Belgique, pour donner l'occasion à des personnes à mobilité réduite de vivre une expérience unique. Ils l'avaient nommé "Leur Paris-Dakar" en référence à la course. Gilles et Jean-Luc avaient fait partie du groupe.

Pour transporter les personnes handicapées dans un confort optimal, un camion Man avait été aménagé. Sur l'essieu arrière, une salle de bain, une cuisine et quatre couchages avaient été installés dans un caisson équipé d'un monte-charge. Et pour profiter des paysages, une fenêtre avait été découpée au-dessus de la cabine et une banquette placée sous la vitre. Une équipe composée de médecins, de kinésithérapeutes, d'ergothérapeutes et d'infirmières encadrait les quatre personnes handicapées et ils se déplaçaient dans quatre Land Rover. Leur aventure a fait l'objet d'un documentaire que j'ai visionné et qui m'est apparue comme idyllique mais, la réalité fut autre selon Jean-Luc. Le monte-charge du camion tomba rapidement en panne et ils furent condamnés à ne pratiquement jamais sortir du caisson, l'action humanitaire n'empêchait pas les comportements égoïstes de l'équipe médicale. Elle allait et venait pour se désaltérer et se rafraichir sans se soucier des personnes dont elle était en charge. Des couples s'étaient formés sans discrétion ni gêne alors que dans le civil, les membres de l'équipe médicale étaient mariés à d'autres personnes. Tous les quatre avaient enfin pu descendre du camion lors d'une panne du moteur au Mali et participer au voyage autrement que derrière une vitre. À partir de là, Jean-Luc se faisait des contacts et commençait à imaginer la prochaine expédition. Leur départ s'était fait en grande pompe sur la Grand Place de Bruxelles et, après avoir rejoint Dakar au Sénégal, leur retour avait été fêté comme un succès malgré les problèmes mécaniques etl'adversité.

La soirée se termine tard et nous nous endormons tous sur des lits de fortune. Le lendemain matin, nous prenons un petit-déjeuner, l'ambiance est joyeuse et je commence à photographier les scènes de cette histoire qui débute. Le ciel est chargé et le temps neigeux sur la route qui nous mène à Marseille. J'observe la dextérité avec laquelle Jean-Luc conduit cette voiture adaptée. Je suis épaté de voir comment il manie l'embrayage, la boîte de vitesse, l'accélérateur, le frein dont les commandes se situent au niveau du volant. Emile, mon chien, s'étale de tout son long sur la banquette arrière et pose sa tête sur ma jambe. Il profite de ce moment de repos car au quotidien, il n'arrête pas de galoper à mes côtés. Plus nous approchons de Marseille, plus le ciel se dégage et le temps s'adoucit. Nous nous arrêtons en fin de soirée à soixante kilomètres au nord de Marseille dans la villa de l'ancien propriétaire du Man, le camion du précédent voyage. Il fait nuit noire et nous ne tardons pas à aller nous coucher. La route a été longue et éprouvante, le Berliet 6x6 ne permettant pas de rouler à grande vitesse.

Nous nous réveillons à sept heures, le soleil n'est pas encore levé mais le ciel laisse présager une journée sans nuage. La terrasse extérieure surplombe une magnifique vallée. Avant de nous activer, nous profitons de cette vue splendide durant le petit-déjeuner. L'après-midi est consacrée à l'entretien des véhicules et au rangement de tout le matériel qui se trouve à l'arrière du Berliet. J'y j'aperçois pour la première fois le lit qui a été aménagé pour Gilles. Surpris, je me demande comment

Gilles, si dépendant des autres, va réussir à y monter et descendre. Le lendemain, nous rejoignons le port de Marseille où un ferry nommé l'Estérel nous attend pour embarquer. Emile est mis en cage dans un endroit réservé aux animaux au fond du bateau. Nous sommes séparés pour la première fois. Je descends le voir régulièrement pour lui donner à manger et à boire.

Durant la nuit, je m'endors malade à cause d'une énorme tempête mais je me réveille sur une mer d'huile, le ciel est d'un bleu limpide. J'organise une séance photo sur l'escalier qui mène au pont supérieur. Une association de coureurs se mêle à notre groupe. Leur projet est de courir en relais de Paris à Dakar par équipe de deux. Le conducteur du jour devenait le coureur du lendemain.

Vers seize heures, j'aperçois au loin Alger la blanche, accrochée à la falaise. La vue est somptueuse et Alger semble magnifique. Nous débarquons peu de temps après mais nous restons bloqués quarante-huit heures à la douane. Nos autorisations à l'appui et une enveloppe d'argent dans la main, nous les convainquons que nous ne sommes pas là pour revendre notre matériel. Nous pouvons alors parcourir les rues d'Alger. Cette ville si belle depuis le large est en réalité mal entretenue et délabrée. Des routes sont ouvertes à la circulation alors que les travaux semblent avoir été abandonnés. Les gens ont l'air froid et hermétique. Jean-Luc me rassure, me disant qu'en Afrique noire, c'est le « jour et la nuit ».

Nous atteignons ensuite le plateau qui surplombe la cité et, empruntons une route goudronnée pour rejoindre le grand sud. De part et d'autre, du sable. Lors de nos arrêts, nous avons l'impression d'être seuls au monde dans ce paysage désertique mais à notre surprise, des personnes sortent à chaque fois dont ne sait où pour nous demander des cigarettes et des cadeaux. Six cents kilomètres plus tard, nous établissons un camp dans une palmeraie situé près de Ghardaïa. Il suffit de peu de temps pour que les habitants de la ville soient avertis de notre présence.

Commence alors un interminable balai de visiteurs venus pour nous acheter les vêtements et les baskets que Michel et Serge ont amassés avant de partir et stockés dans le Berliet. Ils sont habitués à ce parcours et savent comment rentabiliser un tel voyage. L'argent leur permettra d'acheter des pneus en Algérie qu'ils revendront au Mali. Nous passons la soirée autour d'un feu de camp sous une lune pleine, je bois le pastis acheté sur le bateau. Je m'endors complètement alcoolisé et c'est la dernière fois de ma vie que j'en bois !

Malgré mon état, je mets mon fauteuil dans la voiture et verrouille les portes avant de m'endormir. Durant mon sommeil, j'ai l'impression d'entendre quelqu'un qui essaie de les ouvrir et, au petit matin, c'est la panique dans le camp. Tout ce qui est resté à l'extérieur des véhicules a disparu durant la nuit. Je me demande comment j'aurais fait sans mon fauteuil pour terminer l'aventure. Dépités par ce vol, nous reprenons la route en direction de Reggane, sept cents kilomètres plus au sud. Pendant les deux jours de trajet, j'ai la responsabilité de réveiller le groupe à cinq heures du matin. Mes collègues émergent avec difficulté vers huit heures et nous rattrapons ensuite le temps perdu en limitant les pauses durant les moments les plus chauds de la journée. Il fait au moins cinquante degrés dans les véhicules. Nos organismes sont mis à rude épreuve et des tensions commencent à naitre entre nous.

À Reggane, nous passons un contrôle technique obligatoire avant d'entreprendre la traversée du désert. Notre réserve d'eau et de nourriture est, elle aussi, contrôlée. Nous sommes prévenus que si nous n'atteignons pas la ville de Bordj Mokhtar sous quarante-huit heures, des hélicoptères seront lancés à notre recherche. Le chef de poste nous raconte qu'un routier français pourtant habitué aux pistes s'était perdu et avait épuisé sa réserve d'eau. Quelques temps après, ils l'avaient retrouvé mort : il avait bu le diesel de son véhicule.

Le matin du départ, je prends ma douche et vois pour la première fois un scorpion. Je sais que nous avons avec nous un aspirateur de venin : « La pierre noire des frères blancs », alors je reste serein. Une fois posée sur la morsure, cette pierre absorbe n'importe quel venin .À nouveau, nous reprenons la route tardivement. Il est dix heures et nous courons encore après le temps. Le sable s'infiltre partout et la température est difficilement supportable. Emile me gêne et tandis que je le pousse, lui essaie de me mordre. Sa réaction me surprend mais je comprends qu'il souffre, lui aussi. Cette partie du voyage est un véritable calvaire.

Nous roulons en direction de la frontière malienne sur des vagues de sables formées par le vent, parfois intense. Ces tôles ondulées abîment les suspensions de nos véhicules et endolorissent nos dos. Tous les dix kilomètres, des poteaux très hauts balisent les pistes. Des gyrophares qui fonctionnent à l'énergie solaire sont censés être fixés au-dessus mais très vite, ils disparaissent dans la nature. Je conduis une seule fois le véhicule de Jean-Luc et c'est durant ce trajet. Lui est assis sur le siège passager pendant que je m'amuse avec les commandes. Petit à petit, je prends la tête du convoi. Je roule à plus de cent kilomètres heure et tout le monde me suit. Alors que nous pouvons voir par moment s'aligner jusqu'à six balises, nous les perdons de vue. Grand moment de panique. Au bout de trente minutes, nous apercevons au loin et complètement sur notre gauche la piste balisée. Grand moment de soulagement.

Nous terminons cette journée dans le désert. Après avoir monté le bivouac, je pars la nuit tombée me balader. Emile qui a l'habitude de me suivre ne m'accompagne pas cette fois-là. Je parcours en fauteuil un kilomètre et m'arrête pour observer le ciel. Jamais, je n'avais vu autant d'étoiles dans le ciel. Je savoure le silence qui règne et contemple ce qui m'entoure, le campement n'est plus qu'un point lumineux. Au bout de cinq minutes, je réalise que je n'entends que ma respiration et je fais une terrible crise d'angoisse. Malgré le terrain difficile, je parcours le kilomètre en un temps record pour retrouverle campement. Emile vient me faire la fête et met ses deux pattes avant sur mes jambes. Je suis tellement heureux de le retrouver ! Nous allons nous coucher, j'éprouve un malaise car je dois réveiller les autres à cinq heures du matin et je sais ce qui m'attend. Nous partons donc comme d'habitude à une heure tardive. Laurence, la seule fille du groupe, joue la provocation. Elle porte des vêtements en lin blanc qui lui collent à la peau avec la transpiration et nous voyons bien qu'elle n'a pas de sous-vêtements. Jean-Luc est au volant et moi, à l'arrière. Nous avons tous un chèche autour de la tête, comme le font les Touaregs. Depuis le siège passager, elle se tourne et me dit qu'avec mes yeux bleus, je vais la faire fondre. Elle me laisse totalement indifférent et son manège ne me plait pas alors je réponds un peu brutalement qu'avec la chaleur et la température qu'elle fait monter, elle n'a pas besoin de moi pour fondre.

Juste avant d'atteindre le Fech-Fech, un passage réputé pour être dangereux parce qu'il provoque des enlisements, nous faisons une halte dans un campement touareg. Sous les tentes, des femmes aux yeux magnifiques, toutes vêtues de noir, sont assises à même le sol sur des tapis. Je suis sous le charme de leurs traits, de la beauté de leurs grands yeux maquillés. J'essaye de les photographier mais elles se couvrent le visage. J'ai interdiction de les prendre en photo, quel dommage. Pendant ce temps-là, Michel négocie avec le chef du campement les services d'un guide pour la traversée du Fech-Fech. Nous reprenons les véhicules, accompagnés d'un homme entièrement couvert d'un tissu bleu délavé. Seul son visage, ses mains, ses chevilles et ses sandales sont visibles. Nous suivons ses instructions et parcourons près de cinquante kilomètres dans un labyrinthe imaginaire. Au bout d'une heure de route, nous pouvons continuer seuls selon lui. Alors qu'il nous a peut-être sauvé la vie, il ne nous demande qu'une bouteille d'eau vide en échange de ses services. Il repart ensuite en sens inverse pour rejoindre à pied son campement.

Nous arrivons à Bordj Mokhtar et aucun hélicoptère n'a besoin d'être envoyé à notre recherche. Après un dernier contrôle des papiers, nous nous apprêtons à parcourir quatre-cent-trente-six kilomètres pour arriver à Tessalit, au Mali. Nous y obtiendrons le visa dont nous avons besoin pour y entrer. La maison de ce poste frontière est construite avec des briques de terre et dans l'unique pièce, un seul militaire est assis derrière une table. Les formalités prennent des heures dans ce modeste poste douanier alors nous décidons d'installer notre campement à l'extérieur du village. Nous plaçons un cordon pour délimiter notre emplacement, les enfants le comprennent et restent derrière. Vincent, l'infirmier, prodigue des soins aux Touaregs et soigne ainsi de nombreuses plaies. Jean-Luc passe la nuit en plein air sur un matelas posé au sol et au matin pendant qu'il le range, un scorpion le pique sur le dessus du pied. Tout le monde pense à une blague et personne ne prête attention à ses jérémiades. Pris de panique lorsque la douleur monte dans sa jambe, il se met à hurler. Vincent se jette alors précipitamment sur la pierre noire et la pose sur le pied de Jean-Luc. La pierre est vraiment efficace parce qu'au bout de cinq minutes, elle se décolle du pied et tout le venin a été aspiré. Après cette mésaventure, nous repartons nos visas en poches en direction de Gao.

Encore cinq cents kilomètres à arpenter. Le paysage est lunaire, sable noir et végétation sèche. Par endroits, la piste est creusée et le sable qui s'y accumule est très mou. Le Berliet 6x6 nous permet de tracter les véhicules qui s'enlisent régulièrement. Nous sommes vraiment heureux de l'avoir sur un terrain aussi contraignant. Pour autant, la boîte de vitesse de la Peugeot verte de Claude casse lors d'une de ces manœuvres. La voiture est remorquée jusqu'à Aguelhok.

Deux jours sont nécessaires pour faire les réparations. Jean-Luc et moi en profitons pour nous éloigner du groupe pour la première fois. Le reste du groupe ne ressent pas l'envie de se mêler à la population tandis que nous aimons tous deux aller à son contact. Très vite, nous nous retrouvons au centre du village, entourés d'enfants, et Jean-Luc se met à parler comme eux, un français avec un accent africain. Il crée alors l'étonnement puis d'énormes éclats de rire. Il fait son show et amuse la galerie pendant que d'autres s'intéressent à mon Emile. Certains me demandent si cette race est un prototype car il ne ressemble pas aux chiens d'ici. Ils n'ont jamais vu de Cocker. Aguelhok est le village où nous nous émancipons du groupe. Les autres membres nous reprochent plus tard nos absences. Pour Michel, nous avons commencé ce voyage ensemble, nous devons donc le continuer et le terminer ensemble.

Les tensions s'amplifient car mon intention n'a jamais été de traverser l'Afrique en étant en Europe. J'ai toujours été attiré par l'autre, par la différence, elle est tellement enrichissante. Cette vie qui s'est construite sur une culture différente, avec des besoins différents, avec d'autres valeurs. Grâce à Joseph le mécanicien d'Aguelhok et sa fosse creusée dans le sable, nous sommes prêts au bout de 2 jours à repartir vers Gao, il nous reste à faire 460 km. À chaque fois que l'on s'arrête le long d'une route dans un village, nous sommes harcelés par les enfants qui nous demandent des cadeaux et étrangement de la Nivaquine, qui est un médicament contre le paludisme. J'apprendrai plus tard que les voyageurs occidentaux la distribuaient comme si c'était des bonbons. Le harcèlement des enfants à chacun de nos arrêts est exaspérant, ils peuvent rester un quart d'heure à répéter "Monsieur, donne-moi cadeau" sans discontinuer. La chaleur aidant, il m'est arrivé plusieurs fois de m'énerver pour être tranquille. C'est au cours d'un de ces arrêts, avec Jean-Luc assis sur le siège passager, qu'une nouvelle fois toute une marmaille vient nous solliciter. Je suis au bord de l'explosion, rester assis à longueur de journée met mes nerfs à fleur de peau. C'est à ce moment-là que Jean-Luc ouvre sa portière et se met à chanter une succession de mots sans aucun sens et à frapper deux fois dans les mains. Il répète à nouveau les mêmes mots, frappe encore deux fois dans ses mains. Instinctivement les gamins répètent ces mots sans signification, et tapent dans les mains en rythme. Tous chantent et dansent, de ce spectacle improvisé, se dégage une puissance qui me prend aux tripes. Voir ces enfants, leur joie de vivre, plus jamais je n'ai eu le moindre sentiment d'exaspération et j'aurai toujours le sourire à leur contact.

Nous atteignons Gao et nous nous rendons au camping Tizi-Mizi. Dans cette ville nous faisons notre première visite dans un centre de rééducation. Jean-Luc et Gilles constatent qu'Alex, un jeune atteint de la polio se déplace avec un fauteuil dans un état déplorable. Ils signifient à la direction qu'ils souhaitent lui fournir un fauteuil quasi neuf. Enthousiasmés, ils nous proposent une réception officielle pour la remise du fauteuil. La remise de ce matériel à une personne dans le besoin est l'image représentative de l'action que l'association veut mener en Afrique de l'ouest. Un grand moment d'émotion que je réussis à figer au travers de l'objectif de mon appareil photo.

Pour moi, Gao est aussi la découverte de l'enfance abusée, au travers de Badou un jeune garçon de 12 ans. Il est vêtu d'un short et d'une chemise rouge aux bords blancs et me propose d'être mon guide. Je lui signifie que je n'ai aucunement besoin d'un guide mais il reste à mes côtés et je sens dans sa façon qu'il a de me toucher qu'il doit se servir de son corps comme marchandise sexuelle. Une bien triste réalité. Badou gravite autour de nous et nous indique un restaurant au bord du fleuve Niger. Nous nous y rendrons tous ensemble et nous nous retrouvons dans une maison faite de briques de terre avec la salle et la cuisine dépourvues de toit. Nous y mangeons un steak frites salade, l'Afrique s'est mise aux goûts Européens et nous sommes là particulièrement gâtés. La chaleur est accablante et nous finissons, Jean-Luc et moi, la journée en allant plonger dans le fleuve Niger. C'est un moment de bien-être total mais qui aurait pu avoir de graves conséquences. Nous avons appris un peu plus tard que ce fleuve est utilisé pour laver le bétail, le linge, même les voitures et les camions. C'est une chance pour nous qu'aucune bactérie ne soit venue se loger dans nos organismes. Sorti de l'eau, j'ai mitraillé le coucher de soleil sur l'Afrique, c'était une véritable peinture, une œuvre d'art teintée de tons chauds et orangés.

Nous retournons au camping en pensant à la longue route qui nous attend le lendemain.

Je vais assister, dans un des nombreux villages traversés,à une mini tornade qui emporte le toit des huttes et tout le reste sur son passage. Nous roulons vers Niamey, la capitaledu Niger. À partir de là les routes sont goudronnées et le voyage va devenir beaucoup plus confortable. Dans ce paysage aride j'aperçois pour la première fois de ma vie des baobabs.Ils sont disséminés dans le paysage et même sans les approcher on peut se rendre compte de leur taille imposante. Au cours d'une halte dans un village, nous allons prendre un auto-stoppeur local qui se rend à Niamey. Nous commençons à discuter et il nous raconte qu'il allait bientôt devenir une star. Il a participé au tournage d'un film, mais il n'a plus de nouvelle du réalisateur. On s'étonne et on cherche à en savoir un peu plus. On lui demande s'il a bien lu le contrat qu'il a signé. Il nous dit qu'on ne lui a jamais fait signer de contrat. Dès lors son étonnement au cours de la conversation va être ponctué par des "ah bon ?!!". Il finit par nous apprendre que c'était un film d'amour et qu'il a passé une grande partie du tournage dévêtu. Nous nous sentons obligés de lui avouer que s'il n'a pas eu de contrat et n'ayant plus de nouvelles, il s'est certainement fait rouler dans la farine. Les "ah bon ?!!" d'étonnements finissent en "ah bon"... dépités. La déception se fait sentir dans sa voix. Nous finissons par comprendre qu'il a obtenu le premier rôle et a été la star éphémère d'un film pornographique.

Après avoir passé la frontière du Niger et effectué tous les paiements de passage en douane, nous atteignons Niamey où nous dormons tous dans un bel hôtel moderne, le Terminus. Rendez-vous a été pris le lendemain avec le centre orthopédique de Niamey. Durant la matinée nous circulons dans une ville où se trouve à chaque endroit stratégique, un militaire armé d'une mitrailleuse. Un incident peut se produire à n'importe quel moment. Barricadés derrière des sacs de sables, ils peuvent tirer à chaque instant. C'était une période de transition suite au décès du président Kountché. C'est aussi l'occasion pour Jean-Luc et moi de faire l'essai d'un de ces fauteuils adaptés aux conditions de déplacement pour quelqu'un en situation de handicap. Il s'agit d'un siège avec 3 roues et d'une barre surmontée d'un volant horizontal qui par un mouvement de poussé-tiré entraîne les roues arrières. Cet équipement adapté à l'Afrique est de conception et de fabrication françaises. Lourd et volumineux je comprends en l'essayant pourquoi les jeunes ont des biceps et des épaules aussi développés.

À 15h nous rejoignons le reste du groupe et nous nous rendons au centre orthopédique, nous sommes attendus par le directeur, les officiels et les journalistes. Ils nous font visiter l'hôpital, les chambres, les salles de soins, toute l'infrastructure. Le directeur fait un discours de remerciement pour l'initiative de Jean-Luc et de Gilles et de tout le groupe pour ce soutien inespéré en matériel. La réception officielle terminée, je continue à mitrailler des scènes de vie, des modes de vie dont je n'avais même pas conscience, la polio faisant des ravages atroces. En parlant avec le directeur, je lui demande pour quelle raison depuis mon arrivée en Afrique je n'ai croisé aucun paraplégique ou tétraplégique. Il me répond "mon cher ami, il y a 6 mois un train qui faisait route vers Niamey a déraillé. Le train était bondé et des gens étaient assis sur le toit. Cet accident fit de nombreuses victimes et de nombreux blessés ont été touchés à la colonne vertébrale. Ces blessés médullaires par manque d'infrastructures, de personnels qualifiés sont morts au bout d'une semaine." Je réalise tout d'un coup qu'en 1987, sur terre, une section de la moelle épinière peut entraîner la mort. Il me dit "savez-vous mon cher ami que si vous aviez eu votre accident en Europe dans les années 50, vous seriez mort, comme les gens meurent encore aujourd'hui ici".

Nous reprenons la route pour nous diriger vers Ouagadougou, la Capitale du Burkina Faso. Nous y restons plusieurs et rencontrons un groupe de personnes atteintes de la polio qui se sont regroupées pour monterune société de tissage. Ces jeunes ont besoin d'un coup de pouce financier pour officialiser leur activité auprès de l'état. Jean-Luc et Gilles payent l'équivalent de 1000 francs français en francs CFA pour les inscrire au registre du commerce. Il règne à Ouagadougou et au Burkina Faso une joie de vivre, les gens sont heureux et détendus. Ils nous disent qu'ils ont un jeune président Thomas Sankara et qu'il est là par le peuple et pour le peuple, qu'il est très proche des gens et de leursconditions de vie et qu'il se rend lui-même tous les jours au palais en vélo. Tous les pays limitrophes au Burkina Faso jalousent cette qualité de vie. Pour la population Thomas Sankara est un modèle et un héros. Il fut assassiné le 15 octobre 1987...

Nous continuons notre route vers Bobo Dioulasso. A peine arrivés dans cette ville Jean-Luc et moi prenons des chambres à l'hôtel 421 et le reste du groupe va au camping. Les relations n'ont fait qu'empirer et nos échanges ne se limitent plus qu'au strict nécessaire. Pour moi, cet endroit est celui où je me sens le mieux depuis le début du voyage. Le soir nous allons dans un lieu typique, ouvert sur l'extérieur, un bar où des orchestres jouent toute la soirée. Nous sommes installés sur d'énormes et confortables banquettes et c'est là que je fais la connaissance d'une Ivoirienne magnifique qui se prénomme Aya. Elle passe toute la première soirée avec moi, je ne lui fais aucune proposition elle part avec un autre Européen.

Jean-Luc m'explique qu'elle ne fait pas de la prostitution mais qu'elle vend son corps pour nourrir sa famille. Je ne pourrais jamais donner de l'argent en contrepartie d'une nuit de tendresse. Jean-Luc quant à lui, depuis Gao, à chaque étape de notre voyage, subvient aux besoins financiers de nombreuses jeunes femmes. Il aime les femmes typées et l'exotisme qu'elles représentent.

Durant ce séjour à Bobo, nous faisons la connaissance de Christian, un paraplégique français de 55 ans, originaire de Montpellier. Avec ce que lui alloue l'état Français, l'allocation pour handicapé, il n'arrivait pas à vivre décemment en France. Il avait une relation amoureuse avec une infirmière et après de nombreux voyages sur l'Afrique ils décidèrent de s'installer dans une villa à Bobo. Avec le même revenu, il a aujourd'hui recueilli trois jeunes adolescents atteints de lapolio, qu'il loge dans une maisonnette attenante à sa villa. Il peut aussi se payer les services d'un jardinier et d'une cuisinière et il lui reste encore de l'argent pour vivre jusqu'à la fin du mois. Ils sont arrivés tous les deux jusque-là avec un vieux combi Volkswagen des années 60, de couleur orange, après avoir traversé seuls le désert. Christian se déplace avec un système de roue motorisée qu'il fixe à l'avant du cadre de son fauteuil. Quelques années plus tard, Christian, en utilisant ce moyen de locomotion, a fait une grave chute avec, pour conséquence, une fracture du fémur etle retour à Montpellier.

Jean-Luc et moi, nous nous lions d'amitié avec les jeunes que Christian héberge. Souleymane, dit le Capitaine est le chef de tout un groupe de jeunes atteints de la polio. Il est assez petit avec des lunettes noires qui lui recouvrent une grande partie du visage. Il sourit tout le temps et on ne voit que ses grandes dents blanches. Ils vont nous faire découvrir leur vie et leurs moyens de subsistance qui passent par la mendicité, les handicapés n'ayant pas accès au monde du travail car considérés comme moins productifs.

Après avoir passé une semaine ici sans voir les gens de notre groupe, Michel viendra à notre rencontre pour nous dire qu'il a eu un contact d'un client potentiel pour le Berliet 6x6 et que nous devons repartir le plus rapidement possible pour déposer le reste du matériel à Bamako. Depuis quelques jours tous les jeunes faisaient ce qu'ils appellent "La vie tropicale". C'est le nom de code pour désigner une période de mendicité. Le Capitaine et ses troupes veulent organiser pour Jean-Luc et moi un grand repas. Le jour prévu du repas, le Berliet et les 3 Peugeot arrivent à notre hôtel où nous sommes en compagnie de Souleymane et de ses deux lieutenants. Ils nous racontent le programme de la soirée quand Michel nous oblige à monter dans les voitures pour rejoindre Bamako. Je lui dis que ce n'est pas possible et j'élève le ton en lui faisant remarquer que c'est Jean-Luc le seul décisionnaire puisqu'il est le président de l'association. Michel de répondre qu'il a le volant du camion et des 3 voitures et que si nous ne montons pas dans les véhicules nous devrons nous débrouiller seuls pour continuer le voyage.

Devant l'évidence, nous sommes obligés de dire à Souleymane que nous ne pouvons pas rester pour la soirée prévue en notre honneur. La joie qui se lisait il y a peu sur leurs visages laisse à présent la place à de la tristesse, les sourires disparaissent. C'est à contre cœur que nous partons et que nous promettons de tout faire pour revenir et faire cette fête.

Dans la voiture en roulant vers Bamako règne une atmosphère plombée, intérieurement je suis dans la révolte, parce que notre voyage est à but humanitaire. Je découvre que pour certains d'entre nous, qui ont pris le pouvoir de décider pour le groupe, le but de leur voyage est financier. Dès que nous arrivons à Bamako le camion est déchargé de tout le reste du matériel orthopédique et le groupe se sépare. A partir de là je ne reverrai plus jamais personne. Je saurai plus tard que les voitures auront été vendues à Bamako et le camion au Togo.

Jean-Luc et moi nous prenons des chambres dans un petit hôtel près du centre de rééducation. Durant une semaine tous les matins nous nous rendons au centre de jour pour attendre l'arrivée des enfants atteints de polio. La raison du nombre important d'enfants touchés par cette maladie est que dans les villes il y a une grande sensibilisation à la vaccination mais pas dans les campagnes. Un ramassage journalier par plusieurs bus dans les campagnes les amène pour suivre une scolarité et pouvoir bénéficier de soins de kinésithérapie, de 8h à 12h30 tous les jours. Je suis terriblement boulversé par ces enfants qui ont entre 4 ans et 7 ans, ils sont plus d'une centaine avec différents degrés d'atteinte, le virus s'attaquant au système nerveux à divers degrés.

C'est ainsi que je vois des enfants avec des visages d'adulte parce qu'ils sont confrontés à une existence, à une réalité qui ne correspond pas à leur âge. Ils sont quelques-uns à avoir une grosse atteinte au niveau lombaire et n'arrivent pas à se redresser. Ils marchent le dos creusé avec les mains en appui sur leurs chevilles, les jambes raides, leur corps prend la forme d'un triangle. Ils n'ont pas 5 ans et doivent vivre en société comme cela. Nombreux sont ceux équipés d'une ou de deux orthèses et se déplacent avec ou sans béquilles.

Je suis un étranger et il y a une certaine distance entre eux et moi. Ils m'épient du regard et je leur vole leur image au travers de mon objectif. J'essaye de figer leur souffrance, leur réalité sur les pellicules de mes appareils photos. J'assiste aux cours d'écriture, de calcul et c'est dans ces classes que je réalise mes plus beaux clichés. La fin de la semaine voit la remise du matériel avec tous les officiels, les journalistes, les enfants et le personnel soignant et médical. Les enfants après avoir reçu un stylo jaune et un autocollant avec le logo Shell, entonnent une chanson pour nous remercier des cadeaux. Je réalise encore plus ici en voyant ces enfants assis dans des fauteuils roulants beaucoup trop grands pour eux et qui sont en fait inadaptés pour l'Afrique, que l'on ne peut transposer le modèle européen

J'ai su plus tard qu'un notable de la ville ayant repéré les fauteuils avait récupéré les roues pour les revendre à un magasin de vélos. Nos après-midis se passent au bord dela piscine de ce centre de rééducation, vidé de ses enfants etdu personnel. Le soir nous partons à la découverte de la vie nocturne de Bamako. Au début de la deuxième semaine quel n'est pas mon étonnement de voir tous ces enfants me sauter au cou pour me dire bonjour. Quelle merveilleuse sensation que de ressentir l'affection de tous ces enfants meurtris par la vie. Toutes ces petites mains qui me serrent, ces sourires affichés sur leurs beaux visages. Je comprends à ce moment-là que ma souffrance peut n'être rien en comparaison de la leur. À partir de là j'apprends à relativiser ma paraplégie parce que j'ai pu courir, vivre 20 ans normalement.

Depuis que nous sommes arrivés à Bamako, j'ai repris contact avec Pascale et au premier coup de fil, elle m'annonce que sa mère est atteinte d'un cancer, que les médecins ne peuvent se prononcer sur le temps qui lui reste à vivre. Je décide d'aller à l'aéroport de Bamako prendre un billet d'avion et rentrer en Belgique afin de la soutenir dans cette épreuve. J'annonce à Jean-Luc mon intention de rentrer.

J’arrive à Paris, après 6h de vol dans un avion où à l'époque, je ne pouvais me rendre aux toilettes, cloué sur mon siège. Pascale vient me chercher à Roissy Charles de Gaulle, elle m'annonce en fondant en larmes que sa mère est décédée dans la nuit, je suis sous le choc.

Le dépaysement est total dans cette partie du monde, où par comparaison tout est gris. Il pleut sur cette autoroute qui passe par Lille et nous mène à Bruxelles. Alors que je viens de vivre, durant ces trois derniers mois, quelque chose qui bouleverse mon existence, ma façon de penser.

Chapitre 7

Je reprends le cours de ma vie, retournant à l'Ecole de Photographie. J'ai accumulé un important retard dans les cours et les travaux à thèmes qui sont à remettre. Je vais très vite rattraper tout le retard, passionné par la technique et la chimie photographique. Au cours de ce séjour en Afrique, j'ai fait plus de 1200 photos, j'en sélectionne 400. Je réussis cette première année de photos avec les félicitations du directeur pour le travail accompli. L'été arrivé, mon envie de retourner au Canada est très forte avec l'éventualité de pouvoir m'y installer, mon rêve d'adolescent. Je prends mon billet d'avion, Emile est du voyage, mais Pascale, retenue par son travail, ne peut m'accompagner. Je débarque fin juin à Montréal. J'ai réservé un studio sur Maisonneuve censé être accessible, mais dans lequel il y a 3 marches pour atteindre le niveau où se trouve ma chambre. Je parcours tout Montréal en fauteuil à la rencontre des gens et photographie tout ce qui m'interpelle.

Je me retrouve sur la Place Centrale, « Philippe Square », sur Sainte Catherine, assis sur un parterre d'herbe surélevé, Emile couché contre moi. Un gars se présente, il s'appelle Alan Quinn et participe à une émission de télévision "La Course des

Amériques". Il me propose de réaliser un sujet sur mon parcours de vie. Je lui réponds que je ne suis pas très photogénique, que ma voix passe très mal. Devant son insistance, je finis par accepter. Rendez-vous est pris pour le lendemain pour faire des essais. Nous nous retrouvons en milieu d'après-midi sur la rue Saint Denis, dans un parc de jeux d'enfants. Il me parle de plans d'images, mais je lui explique que je veux parler de ma vie, sans avoir à me présenter directement comme étant paraplégique. Nous devons apprendre à nous comprendre parce que ma façon de m'exprimer n'est pas la même que celle de Montréal. Dans cette émission, il reste 16 finalistes et ils n'en retiennent que 8 pour parcourir tous frais payés la distance qui sépare le Grand Nord de la Terre de Feu.

Le résultat du travail d'Alan Quin passe en télévision au début du mois d'octobre. Il m'apprend que le fruit de notre collaboration, qu'il a intitulé « le Visionnaire", lui permet de finir premier sur les seize derniers participants, ce qui lui ouvre en grand les portes de cette aventure.

Cf "Le Visionnaire" d'Alan Quinn / You Tube

Il m'enverra plus tard une carte, d'Argentine et m'appelle du Chili. Il m'avoue qu'il n'a, durant les 6 mois du voyage, jamais plus fini premier et qu'il a l'impression d'avoir beaucoup vieilli. Je lui réponds "tu n'as pas vieilli, Alan, tu as juste ouvert les yeux."

Le temps de m'acclimater au monde nord-américain, je décide de me rendre chez mon oncle, chez lequel j'avais vécu enfant. Il habite à 800 km au sud de Montréal et à 200 km au nord des chutes du Niagara. Il a changé d'activité mais est toujours fermier, dorénavant le tabac revient moins cher à produire en Amérique du Sud, où la production a été délocalisée depuis quelques années. Mon oncle élève désormais des cochons. Une semaine avant de me rendre chez lui, je fais la connaissance d'une Canadienne, d'origine Irlandaise, Tara, qui vient du Saskatchewan une province du nord du Canada. Elle est actrice de théâtre, je vis une histoire d'amour très intense, mais éphémère avec elle. Cela fait 5 ans que l'on vit côte à côte avec Pascale mais l’amour n'est plus là...ce qui me fait dire à Tara que je n'ai personne dans ma vie. Tara à ce moment-là, représente pour moi, l'idéal féminin, elle est très belle avec de longs cheveux bouclés noirs. Elle doit repartir chez elle dans le Saskatchewan, le jour d'arrivée de Pascale. Nous passons toutes les nuits dans mon studio, le dernier soir avant son départ je lui demande avec insistance de passer cette dernière nuit avec moi.

Dans le hall de l'immeuble, le gardien court vers moi et dit devant Tara, "une jeune femme blonde m'a dit qu'elle vous rejoignait je lui ai donné les clés". Chose inexplicable, Pascale est arrivée un jour plus tôt alors que la date de son arrivée était prévue depuis longtemps pour le lendemain. Tara tourne les talons, sort de l'immeuble, je la rattrape. Nous nous sommes assis sur un banc ... elle me demande pourquoi je lui ai menti. Je lui réponds, qu'il n'y a vraiment plus rien entre Pascale et moi. Elle finit par me croire mais à part quelques courriers je n'entendrai plus jamais parler d'elle. Je me dirige vers mon immeuble...effectivement Pascale est dans mon lit, épuisée par le voyage. Quelques jours plus tard, nous louons une voiture pour nous rendre à Kirkton près de London, Ontario, dans la ferme de mon oncle. Je passe quinze jours difficiles parce que j'ai toujours Tara dans la tête.

Je suis très proche du premier fils de mon oncle, Nick à douze ans, c'est déjà une force de la nature. Il m'expliquera plus tard, qu'il devait se lever à 5h du matin pour aider son père au travail de la ferme, avant d'aller à l'école et qu'en rentrant le soir avant de faire ses devoirs, il devait à nouveau aider son père. Un jour, je l'emmène faire du scooter des mers sur le lac Ontario, il m'en parle encore aujourd'hui.

Après ces deux semaines dans la famille, nous remontons vers Montréal la veille du départ de Pascale. Je reste encore un mois sur Montréal et durant cette période je fais la connaissance d'Annie et Sylvie. Annie travaille dans les trains et est originaire de Montréal. Sylvie est d'origine Camerounaise, fille de diplomate, une Africaine avec un accent Canadien ... Elles me font découvrir la vie nocturne de Montréal et goûter durant une semaine à la cocaïne. Nous passons nos journées au bord des piscines sur de magnifiques terrasses posées sur le toit d'hôtels où toute la jeunesse se retrouve. Une semaine à ne pratiquement pas dormir.

Au moment où je monte dans l'avion, je m'assois dans mon siège et on doit me réveiller à l'atterrissage à Bruxelles. Je réalise en revenant en Europe, que le monde nord-américain finalement ne m'attire plus comme dans mes rêves d'enfant. Aucun déplacement ne se fait sans une voiture, tout est tellement grand et étendu que la voiture fait partie intégrante du quotidien. Ma quête d'une vie dans le mouvement n'est pas adaptable dans cet environnement. Je prends aussi la résolution de vouloir arrêter de fumer la cigarette, qui nuit terriblement à ma santé. À la première cigarette du matin avec mon café, j'ai cette désagréable sensation d'avoir les jambes très lourdes. La deuxième est la meilleure de la journée, à la troisième je n'ai plus de plaisir, je fume mon paquet quotidien par habitude. En fin de journée, je suis tellement écœuré, j'ai tellement envie d'arrêter que s'il m'en reste je les déchiquette et les met à la poubelle avec le briquet. Mais le lendemain matin, esclave du plaisir de cette deuxième cigarette, la première chose que je fais après mon petit-déjeuner est de courir au tabac. Les gens que je côtoie et à qui je dis que je vais arrêter de fumer me répondent que je n'en serai jamais capable et que je vais mourir avec la cigarette au coin des lèvres. Cela aura été une longue lutte entre la première prise de décision et l'arrêt total et définitif.

J'entame ma deuxième année à l'école de photo. Au cours de celle-ci, je réalise qu'en fait je pratiquais la construction d'images depuis toujours. Quand je me retrouve derrière l'objectif j'arrive à tout oublier et à vivre intensément chaque détail qui va constituer la photo. Je réussis cette année avec brio. Au début de la troisième année, le directeur me dit "cette fois ci ça ne va vraiment plus le faire, les agrandisseurs couleurs sont dans le noir total et l'espace est très restreint". La largeur des portes n'excédant pas les quarante centimètres. Je viens de passer 2 années dans cette école à m'épanouir, à m'affirmer pour apprendre que je ne vais ne pas atteindre mon but ultime par la faute d'aménagements non adaptés : qui était mon diplôme et l'accès à la profession. Je suis dans la déception totale, la frustration de ne pas avoir passé la ligne d'arrivée avec toutes ces personnes fréquentées pendant 2 ans. J'ai cru apercevoir dans les yeux de cet homme une satisfaction.

Je me retrouve à nouveau à devoir repartir de zéro, parce que pour cette tentative d'insertion sociale, je me suis heurté à l'inaccessibilité d'un monde vraiment inadapté au fauteuil roulant.

Je retourne dès lors m'inscrire dans un club de basket-ball à Louvain, se trouvant dans la partie Néerlandophone de la Belgique. La reprise du sport, du mouvement, malgré le plaisir que j'ai eu à faire de la photo, me manquait. Dans mon équipe, il y a un dénommé Paul Van Winkel qui a été atteint par la polio dans son enfance et dont les jambes n'ont pratiquement pas grandi. Par contre son buste n'est fait que de muscles. Il pratique le basket-ball seulement durant une courte période, pendant la saison hivernale parce que son sport de prédilection est la course en fauteuil. Il a été médaillé d'or aux Jeux Olympiques de Los Angeles en 1984 sur le 1500m. Une course phénoménale, où il démarre à l'extérieur comme un 100m pour prendre la tête, maintenir une avance de 10m durant toute la course. Cet athlète participe également à la première édition des 20 km de Bruxelles, et s'aligne à l'époque sur la même ligne de départ que les valides. Il finit premier en un peu plus de 58mn et crée une grosse polémique. Les organisateurs ne s'attendant pas à la victoire d'un athlète handicapé remettent la prime de course au premier valide. Paul ne reçut qu'une coupe et une toute petite compensation financière. Malgré le fait qu'il soit un champion hors normes il est d'une grande humilité. Sur le terrain, sa vitesse est incroyableet souvent je m'étonne que dans une action de jeu je n'ai pasle temps de me retourner pour partir à l'attaque, qu'il est déjà de l'autre côté du terrain.

https://www.youtube.com/watch?v=MQsDErppmxk

Chapitre 8

Durant la trêve hivernale, je prends la décision de réaliser un de mes fantasmes, celui de passer Noël au soleil. Avec mon vieux break Mercedes gris métallisé 3L Turbo diesel, je pars seul avec Emile pour traverser la France, l'Espagne, le Détroit de Gibraltar et encore parcourir 600 km pour atteindre Marrakech. Je passe alors deux semaines au soleil avec des températures fraîches le matin et dépassant les vingt degrés en milieu de journée. Je fais la connaissance de nombreuses personnes et me lie d'amitié avec des jeunes touchés par la polio. Je séjourne durant ces 15 joursdans un camping et dors à l'arrière de mon break sur unmatelas pneumatique. Ce séjour sous un climat ensoleillé me donne des envies de projets, d'aller de l'avant. La route du retour se fait sous un ciel bleu.

Atteignant Lyon le ciel s'obscurcit pour devenir noir. Je n'ai aucune envie de retourner dans la grisaille, le froid et l'humidité. J'ai encore envie de pouvoir continuer à prendre tous les matins mon petit-déjeuner au soleil. J'ai compris durant ces 15 jours qu'un climat chaud et ensoleillé me permettait de bouger tous les jours avec mon fauteuil et ainsi parcourir 10 à 15 km sans m'en rendre compte. Je veux pouvoir vivre de cette manière, dans ce mouvement nécessaire à mon équilibre et à mon bien-être. Je sors de l'autoroute et reprends la direction du Sud, ne sachant pas très bien où aller.

Pour moi, toute la côte d'Azur est semblable à Saint-Tropez et je me souviens avoir croisé une amie de Pascale qui a un hôtel en bord de mer à Menton. C'est ainsi que j'arrive dans un endroit paradisiaque pour lequel j'ai un vrai coup de foudre. Véronique et son mari Patrick propriétaires du Pin Doré, ne sont pas là, partis pour des vacances en Tunisie. Sur la gauche du bâtiment principal se trouve une piscine, avec des chambres de plein pied tout autour. Je me sens bien dans ce petit hôtel familial, très ancien, situé en bord de mer au bout de la place Saint Roch. Jamais je n'imagine à ce moment-là qu'un jour j'allais vivre là, à Menton et changer le cours de ma vie. Au bout d'une semaine de prolongation je dois me résigner à rentrer chez moi.

Le début de notre histoire avec Pascale a été très intense et fusionnelle. La suite logique, comme toute histoire d'amour, nous fait songer au mariage et à fonder une famille. J'entame les démarches auprès du médecin du centre de rééducation pour connaître mon taux de fertilité et la chance d'avoir un enfant. Je passe de nombreux examens à de multiples reprises pour en arriver à la conclusion que ma lésion est la plus mauvaise pour tout ce qui concerne la sexualité et la fertilité. Il me dit lors du dernier entretien, que je ne peux pas avoir d'enfant. C'est une terrible désillusion, parce que sans vraiment l'avoir imaginé, je pense qu'au fond de moi j'aurais aimé participer au don de la vie. Ce n'est pas une déception pour Pascale parce qu'elle n'a pas vraiment le désir de maternité mais elle aurait accepté d'avoir un enfant pour moi.

Elle ne m'a jamais accompagné lors de mes examens médicaux, j'ai fait toutes les démarches seul. Le chapitre est clos et dès lors, le mot mariage va progressivement disparaître de nos intentions. Pascale m'a aidé à ouvrir les yeux sur le fait que, malgré ma paraplégie et les difficultés engendrées, j'ai la possibilité de me construire une existence. Moi-même, en tant que valide, je n'aurais jamais pu fréquenter une femme en fauteuil roulant, même sans avoir la connaissance des dysfonctionnements engendrés par une section de moelle épinière. Souvent, et pas directement j'ai des retours sur les questionnements des gens qui nous croisent, ils se demandent quel est le handicap de Pascale, parce qu'au premier abord rien ne saute aux yeux. Pour avoir une relation avec une personne handicapée, ils pensent à l'époque qu'il faut être soi-même handicapé. Ma situation aura fait que nous nous sommes côtoyés pendant neuf ans, parce qu'amoureusement notre histoire n'aura duré que 6 mois pour moi. Si j'avais été valide, jamais je n'aurais pu supporter son caractère. Son humeur instable, ses crises de nerfs, font qu'un jour je lui dis qu'il faut qu'elle parte, qu'elle sorte de ma vie, parce que je n'ai plus envie de vivre sous tension. Elle se met à pleurer et me dit une phrase, qu'avec le recul je comprends beaucoup mieux. Sur mon intention de rupture elle me répond "mais que vais-je devenir ?", elle aurait pu me répondre "mais je t'aime". Devant ses larmes et sa tristesse je la prends dans mes bras et lui dis que ça va s'arranger. Je n'analyse pas sa réponse ce jour-là mais seulement des années plus tard.

J'arrive à soulager les douleurs engendrées par ma hanche en fumant de la marijuana. Celle-ci a un double effet, elle crée en moi un besoin de sensualité, de sexualité, d'érotisme. Pascale est très peu dans la tendresse, dans le besoin de relation physique. Elle me dit un jour que dans tous les couples l'attirance finit par s'évanouir et ajoute cette phrase "à quoi ça sert que l'on fasse l'amour, de toute façon tu ne ressens rien, ta sexualité est morte." Prendre la réalité en pleine face est terrible pour moi surtout pour l'image que j'ai de moi-même.

Dès lors j'ai de nombreuses relations, d'un jour, avec toujours cette difficulté d'approche sexuelle dans la relation. Je fais l'essai d'un produit que mon neurologue me conseille pour m'épanouir dans ma sensualité, utiliser la Papavérine, un vasodilatateur qui une fois injecté dans un des deux corps caverneux du pénis, par l'appel de sang, provoque une érection pendant une heure ou deux. Il me met en garde car si l'érection dure plus de deux heures, je dois me rendre à l'hôpital d'urgence, me faire une autre injection pour en annuler les effets au risque d'abimer les tissus et d'être condamné à ne plus jamais avoir d'érection. Je n'ai jamais supporté les seringues je ne réussis pratiquement jamais à utiliser correctement ce procédé, il faut enfoncer l'aiguille de plus d'1 cm et même si je ne ressens rien, je n'en supporte pas l'idée. Après de nombreux échecs j'abandonne cette solution.

Nous vivons sous le même toit. Chaque fois, après avoir eu une relation avec une autre femme, je culpabilise mais sans avoir le sentiment d'avoir trompé Pascale. J'ai simplement cherché ailleurs ce qu'elle ne me donnait pas. Nous vivons et nous nous côtoyons comme cela durant plusieurs années. Bizarrement, le jour où j'apprends qu'elle débute une relation avec un autre homme, je ressens un réel sentiment d'abandon qui me renvoie à mon enfance, au fait que ma mère, alors que j'avais dix ans m'a rejeté au détriment de mon petit frère, qui venait de naître. Je commence à vivre une terrible crise de jalousie, d'angoisse et de dépression. Je n'imagine pas à ce moment-là de ma vie devoir vivre seul, ce sentiment d'abandon est tellement fort que je préfère poursuivre cette relation stérile.

En 1989, nous décidons au bout de 6 ans, de reprendre chacun notre liberté, Pascale déménage mais nous restons proches. Je lui suggère vu qu'elle est passionnée de mode, de nous lancer dans la création d'une boutique de prêt à porter. Nous finissons par trouver un local dans un grand centre commercial à la périphérie de Bruxelles.

Après toutes les démarches auprès des institutions bancaires, nous commençons à travailler avec un architecte d'intérieur pour définir la décoration, nous avons 150 m2 au sol à aménager. Nous avons repris le pas de porte dans une période creuse et l'avons obtenu à un prix très bas. Avec l'architecte nous allons faire de ce local qui est fait de parpaings de béton apparents et d'une moquette brun foncé usée, une superbe boutique au design moderne.

Le magasin est nommé en souvenir de la grand-mère de Pascale "Geninazzi". Nous parcourons les salons de prêt à porter et assistons à de nombreux défilés. Pascale a un goût prononcé pour l'habillement, un goût certain et qui plaît. Elle parvient à anticiper les tendances à venir pour l'année suivante. C'est pour moi aussi, l'occasion de pratiquer la photo et de l'utiliser comme support à la vente. Malgré le personnel que l'on emploie, il y a des moments où je me dois de me diriger vers les gens entre les rayons et de leur poser la question " Puis-je vous renseigner ?" Souvent je m'imagine, valide, qu'elle aurait été ma réaction si dans un magasin d'habillement quelqu'un en fauteuil roulant était venu me proposer son aide. Pour moi, aller vers les gens avec mon image est quelque chose de terriblement compliqué. Cette étape est très importante pour moi parce qu'avec mon image de personne en fauteuil roulant, je dois vivre dans cette société, cette activité va me prendre toute mon énergie.

C'est à cette période que mon compagnon Emile commence à avoir des problèmes respiratoires, il n'a que 6 ans, je le laisse en observation pour une nuit chez le vétérinaire, je ne savait pas alors que je ne le reverrais jamais vivant. Emile fait une embolie pulmonaire et il meurt, seul dans sa cage, au lever du jour. Le téléphone sonne à six heures du matin, le vétérinaire me dit que mon chien n'a pas survécu à la deuxième crise. C'est un moment marquant de ma vie, la perte de mon fidèle compagnon qui a partagé chacun de mes instants durant ces 6 dernières années.

C'est là aussi que je pratique le Néerlandais et apprends à le parler couramment. Ce centre commercial se trouve en bordure de Dilbeek, une commune où les gens ont un fort pouvoir d'achat. Mais c'est là aussi où les politiques parviennent à monter les gens les uns contre les autres selon qu'ils soient Néerlandophones ou Francophones. A l'entrée de cette ville est affiché sur d'énormes panneaux : "Dilbeek, waar vlamingen thuis zijn" ce qui veut dire "Dilbeek où les Flamands sont chez eux". Je me rappelle une petite anecdote parce qu'avant mon accident, j'habitais Dilbeek. Le jour où j'ai obtenu mon permis de conduire, je suis allé le chercher à la maison communale.

A l'époque, derrière un guichet vitré se trouve une jeune femme, je lui parle en français et elle me répond en Néerlandais. Je peux très bien lui parler en Néerlandais et elle, me parler français mais les directives du Bourgmestre sont strictes. Si la personne ne parle pas Néerlandais, elle doit se faire accompagner d'un traducteur. " Moi et mes dix-neuf ans", jeune et rebelle, je lui pose la question "si vous répondez en Néerlandais à mes questions posées en Français, c'est que vous parlez couramment le Français ?". Elle fait appel à un policier, l'homme corpulent me dit sur un ton agressif "nous sommes en région Flamande et ici on parle Néerlandais".

J'ai également vécu la même scène à Montréal, dans une banque dans laquelle je voulais retirer de l'argent et où la femme au guichet ne me parla qu'en Anglais et ne voulut pas me parler en Français. Que les gens sont manipulables !

Les clients, nombreux, viennent de Dilbeek et des environs et m'obligent à leur parler en Néerlandais ...

Chapitre 9

En novembre 1991, Abderzak que j'avais rencontré à Marrakech me fit parvenir un courrier, me disant que la direction de l'hôpital de la Koutoubia désire monter une équipe de basket-ball et ainsi concurrencer la seule équipe qu'il y ait jusque-là au Maroc, celle de Casablanca. Il me propose de commencer à mettre cette équipe sur pied, riche de mon expérience d'ancien basketteur. Je pense faire de ce séjour une pierre, deux coups : monter l'équipe de basket et en parallèle, participer aux entrainements des athlètes de l'équipe nationale Marocaine d'athlétisme, de course en fauteuils. Ils se préparent pour les jeux paralympiques de Barcelone de 1992. Mon intention est de me préparer pour faire une participation aux 20 km de Bruxelles. C'est ainsi que je me retrouve à nouveau à Marrakech, à faire tous les matins des entrainements intensifs d'athlétisme et les après-midis à monter cette équipe de basket-ball.

C'est une période compliquée pour moi, je dois m'adapter aux coutumes et au mode de vie des Marocains, qui ont pour habitude de s'entraîner très tôt, à jeun. Cette année-là, le Ramadan tombe en décembre, ce qui a pour avantage de rendre les journées beaucoup plus courtes et donc une chaleur moindre. Cela n'empêche pas que, lorsque je dois essayer de discipliner les jeunes joueurs, la chose n'est pas aisée. Leur envie est de pouvoir s'entraîner toute la journée pour ne pas penser à la faim et à la soif, mais mon intention n'est pas de gérer une cour de récréation mais d'essayer d'instaurer des phases de jeu et de leur apporter mon expérience. Un jour je frôle la catastrophe, Issam un jeune de 18 ans me provoque et je lui dis la pire insulte pour lui, que je pense anodine "tu devrais plutôt faire de la couture avec les femmes, au lieu de faire un sport d'homme". Que n'ai-je pas dit là ? Son sang ne fait qu'un tour, il est comme en transe, furieux et terriblement humilié que je le compare à une femme.

Je loue un appartement dans le quartier de Gueliz près de la grande poste de Marrakech. Je fais connaissance avec les athlètes, tous atteints de polio. Je comprends que pour eux, faire un résultat aux jeux paralympiques leur permettra d'obtenir un statut social. Leur problème étant, qu'atteints de cette maladie, ils n'ont pas accès au travail et ne peuvent percevoir un salaire qui leur permettrait de subvenir aux besoins d'une famille et encore moins de trouver uneépouse.

Un jour, Abderzak me demande d'assister avec lui, à une réunion avec tous les athlètes et la présence d'une des sœurs d'Hassan II, présidente de la fédération du sport pour handicapés. Je suis présenté à elle sur une grande esplanade, elle me serre la main mais s'adresse à Abderzak lui disant que j'ai l'air très sympathique, mais que je suis un étranger et que je n'ai rien à faire dans leur réunion. En m'écartant ainsi, elle tient d'une main ferme des gens dont la vie dépend de son bon vouloir, comme l'obtention d'un travail. Je suis simplement venu assister à ce que je pense être une réunion de travail, sans vouloir y interférer, n'y ayant aucun intérêt propre, mais elle ne voit pas les choses sous cet angle.

J'ai connu Mustapha, un jeune de vingt ans, polio, qui avait participé à des compétitions d'athlétisme au niveau international et qui avait ainsi décroché un travail à l'hôtel de la Koutoubia comme serveur. Durant une période difficile, il perdit un peu de sa motivation avec des résultats sportifs en baisse. Il perdit du coup son travail, par la décision de la Princesse. Il tomba en dépression et se réfugia dans l'alcool et le haschich.

Cette période est pour moi l'occasion de découvrir différents endroits du Maroc comme cette plage très ventée d'Essaouira, sur la côte Atlantique où nos entraînements consiste à de rouler contre le vent. L'Atlas que j'aperçois depuis Marrakech, nous l'aurons en quelque sorte grimpé en faisant des tours et des fractionnés sur le grand stade de Marrakech. Pendant ce séjour, j'ai appris à manier un fauteuil de course, à avoir une vision différente de la préparation musculaire et surtout à me sentir prêt à essayer de prendre du plaisir dans ma participation en mai 1992 aux 20 km de Bruxelles.

Je rentre fort de cette expérience et je reprends le cours de ma vie que j'ai laissée derrière moi, 4 mois auparavant. Je continue les entrainements avant ou après mon temps de travail à la boutique et je me présente sur la ligne de départ des 20 km, un dimanche matin de mai. Je trouve rapidement mon rythme de croisière malgré un long premier km en faux plat montant.

Sous la Porte Louise, la descente à l'entrée du tunnel me fait prendre de la vitesse qu'il me faut utiliser pour attaquer ensuite la montée. Je suis surpris car mon fauteuil se soulève brusquement sur la droite. J'arrive à rétablir mon équilibre et à peine les 4 roues au sol, mon fauteuil se soulève à nouveau soudainement, je ne suis plus que sur les deux roues de gauche. Ce sont les joints de dilatation tous les 10 m dans le bitume, qui me déséquilibrent.

J'arrive encore une fois à retomber sur les roues de mon fauteuil mais la 3è fois, malheureusement je bascule et c'est la chute. J'ai devant les yeux la ligne de la bordure du trottoir, je ne sais pas comment mais mon visage et ma tête sans casque de protection ne heurteront pas le sol. Je reste couché un bon moment, c'est un motard de la police municipale qui me relève et m'aide à repartir dans la course, je suis sous le choc de cette chute et comme abasourdi de m'en être sorti à si bon compte. J'ai le bras gauche égratigné jusqu'au sang. À la sortie du tunnel, je parcours encore 1 à 2 km avant de me faire rejoindre par les premiers valides, dont le départ a été donné 5 minutes après les coureurs en fauteuil. Le motard qui est resté à mes côtés, s'assure de mon état me demandant à plusieurs reprises si tout va bien. Je continue ma course, ne pensant plus au chrono, j'ai perdu 7-8 minutes dans le tunnel et chaque participant en me dépassant, me motive. Il reste une dernière montée difficile avant de terminer la course et de passer la ligne d'arrivée sous l'Arche du Cinquantenaire.

Je finis les 20km avec un temps d'une heure et 22 minutes, mes proches me félicitent et au moment de la remise des prix aux vainqueurs de chaque catégorie, les organisateurs viennent me chercher, me demandant de monter sur le podium pour me remettre une coupe. Je décline l'invitation, prétextant ne rien avoir gagné parce qu'étant le seul concurrent en fauteuil. Pour moi, il n'y avait pas eu de compétition, j'aurais très bien pu arriver 3 jours après en finissant toujours premier. Mais mes proches insistent et me poussent à accepter. Je suis aligné, au fond du podium, au milieu des représentants de la ville et un homme en costume qui me semble vraiment très grand, me tape sur la tête comme on fait à un enfant, il se penche pour être à ma hauteur et me dit sur un ton condescendant "à combien de courses avez-vous déjà participé ?" Je lui réponds désabusé, parce que je ne me sens pas à ma place "c'est la première et ce sera la dernière". Il se relève, je vois dans ses yeux qu'il est troublé, presque choqué par ma réponse. J'assiste à la remise de la coupe du vainqueur masculin, qui est un Anglais, il reçoit également une enveloppe qui contient un chèque de prime de trois mille sept cent cinquante euro, ce qui pour l'époque est énorme.

La première féminine, qui est originaire des pays de l'Est, reçoit sa coupe accompagnée d'un chèque de prime de deux mille cinq cents euro. S'en suit la présentation du vétéran quiest un Belge, il reçoit une coupe et un chèque de mille deux cent cinquante euro.. Retenti mon nom dans le micro, je m'avance et on me remet un beau vase en cristal, énorme "made in Tchécoslovaquie". Je scrute ses mains, je suis étonné de ne pas apercevoir d'enveloppe. Je lui demande discrètement s'il n'y a pas une petite d'enveloppe pour moi. Il me répond "non, non, il n'y a pas d'enveloppe pour vous, mais dorénavant vous pouvez inscrire sur votre carte de visite que vous avez gagné les 20 km de Bruxelles." Les organisateurs s'empressent une fois l'hymne Belge joué, de me faire rapidement descendre du podium, de peur que je ne poursuive mes légitimes revendications ...

La pratique du basket-ball m'a appris qu'il y a déjà de nombreux types de handicaps sous un même logo et que de vivre la souffrance physique au quotidien ne rend pas plus humain. Cette course des 20km a effectivement anéanti chez moi tout espoir, toute utopie et tout rêve d'intégration par le sport dans ma condition. Dès lors, je m'investis à temps plein dansla co-gestion de notre boutique.

Chapitre10

Un jour, je suis derrière le comptoir de la boutique avec la vendeuse à mes côtés. En voulant simplement ramasser un stylo, le fauteuil bascule vers l'avant et je tombe sur mes genoux. Je sens que quelque chose s'est passé dans mon corps. Mon fémur droit vient de se briser. Je suis assis au sol et vois bien que l'angle de ma jambe n'est pas naturel. Je comprends et dis à la vendeuse que je viens de me casser la jambe. J'arrive à me rasseoir dans mon fauteuil, je me rends seul en voiture à l'hôpital. Les radios montrent que le fémur est cassé en biseau sur la longueur. L'opération est prévue pour le lendemain.

Au bout de 12 ans de paraplégie, je ne suis pas prêt à retourner dans un hôpital, je veux rentrer chez moi. Durant toutes ces années j'avais eu la hantise de me retrouver à nouveau dans le milieu hospitalier et en plus, j'ai avec Pascale la gestion de la boutique. Je rencontre le chirurgien juste avant l'opération, il m'explique le déroulement et la façon dont il va me consolider l'os. Il m'annonce que je vais devoir garder des broches pendant 3 mois et que s'en suivra un travail de récupérationde la souplesse au niveau du genou. Je lui signale que je me verticalise avec des orthèses et que je fais de la distance en marchant. Il me rassure sur le fait qu'il en tiendra compte et que tout ira bien. Je me mettrai debout durant de longues années après sans savoir qu'il avait raccourci ma jambe droite de deux centimètres. Après l'opération, seulement une heure après mon réveil, je ressens une douleur dans la poitrine à chaque inspiration. Je fais une embolie pulmonaire post-opératoire, un caillot de sang est remonté dans l'artère pulmonaire. On me met sous héparine en intraveineuse, je n'arrive pas à rester allongé sur le dos parce que je n'arrive plus à inspirer, mon pronostic vital est engagé. Je reste tout ce temps, plié en deux, mon buste sur mes jambes et ma tête entre. Je n'arrive pas à respirer sans ressentir cette douleur aigue dans la poitrine pendant 10 jours et 10 nuits, les médecins ne savent pas si je vais survivre à cette embolie pulmonaire. Au bout de 3 mois d'hospitalisation on me retire enfin les broches, je fais ensuite de la kiné pour récupérer la souplesse de ma jambe au niveau du genou.

Je reprends ma vie de travailleur indépendant jusqu'à ce qu'une nuit, 6 mois plus tard, je me réveille avec cette douleur que je reconnais dans la cage thoracique. Je fais à nouveau une embolie pulmonaire. J'appelle tant bien que mal une ambulance. Je me retrouve à nouveau hospitalisé, sous perfusion, plié en deux, la tête entre les jambes pendant 10 jours à souffrir de la douleur engendrée par chaque inspiration. À ma sortie de l'hôpital, lors de mon passage chez le neurologue, il me fait comprendre que je suis une machine cassée ... que j'ai un choix à faire pour vivre, entre le travail et l'argent ou ma santé. On met le magasin en vente qui trouve rapidement acquéreur et nos routes avec Pascale se séparent.

Six mois avant la vente de la boutique, en 1993, dès le compromis signé, je me mets à la recherche d'un Golden Retriever. Dans un journal de petites annonces, je tombe sur le numéro d'un particulier à qui il reste deux chiots d'une portée, un mâle et une femelle. Je dis au propriétaire que je désire un chien qui court et qui me fasse courir, il me dit sans hésitation de prendre le mâle. Je cherche pendant 2-3 jours comment le nommer, je porte mon choix en lisant un article dans un magazine de sport sur le nom du champion Américain du 400m haies, aux jeux olympiques de Montréal de 1974, Edwin Moses. J'aimerais que mon chien devienne athlétique, qu'il me pousse dans l'effort, je pense faire ainsi de mon Moses, un bon coureur et il fut champion dans son domaine, non pas celui de sauteur de haies, mais de sauteur de femelles.

J'avais eu une expérience de liberté et d'autonomie avec le Bedford, Volkswagen vient de sortir sur la base d'un transporteur T4, le California qui est un aménagement de Westfalia. Il est équipé d'un frigo, une penderie, des armoires de rangement, un évier, 2 becs de gaz, un chauffage stationnaire de nuit, 2 couchages grâce au toit relevable, tout cela enrobé dans une belle carrosserie bleue Jamaïque. L'aventure et le dépaysement assuré.

Je pars, avec ce nouveau véhicule et mon jeune compagnon à quatre pattes, à 5 km du bord de la mer du Nord, à Oostduinkerke, près de Calais. Je me retrouve pendant deux mois, au milieu d'immenses champs d'herbes, dans des paysages balayés par les vents, sous un ciel gris. Je loue une fermette, rénovée par un paraplégique, l'intérieur est chaleureux, avec des poutres en bois apparentes et une cheminée à foyer ouvert. Cet endroit de solitude, où je parcours régulièrement de longs kilomètres sans croiser âme qui vive au milieu des champs, va être pour moi le temps d'une réflexion sur le sens à donner à ma vie. Le sport pour personnes handicapées et plus particulièrement celui en équipe, ne veut pas de moi et imaginer une insertion sociale dans le milieu du travail n'est plus envisageable.

Je reprends contact avec Christian avec qui j'avais commencé quelques années auparavant la pratique du basket-ball. Je lui propose de nous rendre aux entraînements hebdomadaires de l'équipe de Charleroi, une ville qui se trouve à 65 km au sud-ouest de Bruxelles, 130 km pour jouer au ballon pendant 2 h. Nous sommes invités par les dirigeants du club à participer au tournoi Lech Walesa à Varsovie. Notre équipe est hébergée au Warsaw Marriott Hôtel, face à la gare centrale.

Je découvre le basket international en affrontant une équipe Allemande très tacticienne, une équipe Autrichienne aux visages sans expression, une équipe Russe qui pratique un basket brut et l'équipe de Pologne très joviale. Nous ne gagnons pas ce tournoi mais nous sommes bien classés et je soumets l'idée à Christian de créer notre propre équipe. De retour en Belgique, nous montons la structure avec les oncles et tantes de Christian, car ses parents sont issus d'une famille nombreuse, lui-même a 7 frères et une sœur. Ils prennent en charge le bureau du club, Christian et moi nous débrouillons pour négocier la gratuité deux fois par semaine, d'un terrain couvert dans la périphérie de Bruxelles.

Après de multiples pourparlers avec le bourgmestre, celui-ci comprend l'intérêt pour lui et pour sa ville de soutenir et de favoriser le sport pour handicapés. La plus grosse difficulté est de réunir les joueurs parce que pour avoir un entrainement en condition réelle de match, nous nous devons d'être 10 au minimum. Au cours des 3 années d'existence du club et la tentative de la mise sur pied d'une équipe, nous n'y arriverons jamais. Nous parcourons les centres de rééducation mais au travers de nos rencontres, nous n'intéresserons que quelques personnes. Je me rends vite compte que pour motiver des paraplégiques à la pratique du basket, ce sera un long chemin de croix. C'est également un parcours du combattant juste pour avoir la reconnaissance du club auprès de la fédération Belge du sport pour handicapés. Les pressions fusent de toutes parts pour que notre équipe ne voie pas le jour. Je ne comprends pas l'attitude des instances sportives pour handicapés parce que dans mon raisonnement, au plus il y a d'équipes, au meilleur devient le niveau de la compétition. Sans relâche Christian et moi quadrillons cette ville d'un million d'habitants à la recherche de joueurs potentiels.

C'est ainsi qu'un jour, revenant en voiture d'un entretien administratif, nous apercevons un jeune de 16 ans dans un fauteuil rafistolé. Nous faisons demi-tour pour aller à sa rencontre. On commence à discuter avec lui pour connaître sa pathologie et lui expliquer que nous cherchons des jeunes pour monter une équipe de basket. À un moment donné, ce jeune qui s'appelle Mounir, me regarde droit dans les yeux et me dit "je te connais-toi" en me pointant du doigt "tu ne te rappelles pas de moi ? J'avais 3 ans quand on s'est croisé au centre de rééducation". Il se rappelle de moi et un souvenir lointain me revint en mémoire. Je me rappelle d'un beau gamin de trois ans harnaché jusqu'à la poitrine d'un matériel orthopédique pour maintenir son corps raide. Il essayait de se déplacer ainsi en déambulateur. Je le revois souffrir et transpirer accompagné de la kiné dans les couloirs du centre. Il était devenu tétraplégique au cours d'un été où toute sa famille se rendait en visite annuelle, chez le reste de la famille au Maroc. En roulant de nuit, le père va s'endormir au volant, ils auront un accident qui laissera Mounir comme seul survivant. Il perdit son père, sa mère, ses deux frères et sa sœur. Il a été élevé par ses grands-parents. Du fait de son jeune âge lors de l'accident, sa tétraplégie se transformera en paraplégie due à sa croissance. Mounir est directement d'accord et enthousiaste à l'idée de faire du sport.

À Bruxelles, j'utilise souvent le métro qui est totalement inaccessible et je suis obligé d'emprunter l'escalator pour accéder à la rame. C'est lors d'un trajet, que j'aperçois un homme basané au crâne rasé, qui se déplace avec difficulté. Il s'appelle Delah, il est atteint de la polio et est en situation irrégulière en Belgique. Sa hantise est de se faire expulser et d'être obligé de rentrer en Algérie. Il m'explique qu'il se bat pour trouver une solution pour obtenir le statut de réfugié politique et avoir le droit de travailler en Belgique. Je lui propose d'intégrer l'équipe mais il me dit que pour lui son souci quotidien, c'est de trouver un endroit où dormir, manger et régulariser sa situation. Je lui propose d'occuper une des deux chambres de l'appartement que je loue dans le centre de Bruxelles. Il participe avec nous aux entrainements et aux matchs pendant 2 ans. Il finira par trouver du travail, se marier et fonder une famille.

Nous rencontrons également un autre jeune polio qui travaille dans un atelier protégé, il utilise pour marcher 2 cannes qui le soutiennent sous les aisselles. Hadji est Marocain et il m'explique la réalité des ateliers protégés, centres de travail pour personnes handicapées, censées intégrer cette catégorie de personnes dans la société. Ils effectuent des contrôles de marchandises avant la mise en rayon dans les supermarchés. Il m'explique que pour décrocher ces contrats, l'atelier pratique des prix en dessous du marché et il perçoit en plus, de la part de l'état une prime d'aide à l'emploi, en fait, c'est pratiquement du bénéfice net pour les dirigeants de l'atelier, une main d'œuvre gratuite, une concurrence déloyale. Il me détaille ses journées de travail, où ils sont surveillés par un chef d'atelier assis à son bureau, face à des rangées d'employés. Ils ont des heures précises pour aller aux toilettes, pour fumer et ils n'ont pas le droit de parler entre eux pendant le travail. Hadji que je vais chercher avec mon véhicule 3 fois par semaine a toujours le sourire pour se rendre à l'entraînement, c'est une personne d'une grande humilité.

Je pense que cette équipe où il n'y a que très peu d'européens est un souci pour la fédération et pour les autres équipes. Pourtant, ce n'est pas faute d'avoir essayé d'attirer d'autres joueurs, mais ceux-ci prétextent le manque de temps et ne pas pouvoir s'entrainer 2 fois 2h par semaine. Par des relations communes, j'apprends que ces mêmes personnes ne sortent pratiquement pas de chez elles, qu'elles passent toutes leurs journées devant la télévision et qu'elles sont dépressives. Christian et moi, nous battons pour rendre cette équipe compétitive. Nous avons de bons résultats parce qu'il y avait une volonté d'évoluer ensemble dans un sport collectif.

Pendant quatre étés d'affilés, du 15 juin au 15 juillet, je descends avec mon camping-car en direction de Menton, je séjourne au camping du plateau Saint Michel. Au cours de l'année, je passe tellement de temps au volant, à me déplacer avec ce véhicule, que cette destination, me donne la possibilité d'installer le camping-car, et de ne plus le faire rouler. Pour accéder au camping, je passe derrière la mairie, puis au-dessus du chemin de fer pour me retrouver au bas de la route des Ciappes longue de 1km200 avec une montée à fort pourcentage.

Aujourd'hui encore, 20 ans après, on me parle de cette image du gars en fauteuil, grimpant cette route à bouts de bras, son Golden Retriever à ses côtés. J'ai marqué les esprits, car on m'avoue que même valides, ils sont incapables de monter cette route à pied. C'est au cours d'un de ces séjours, que près du parc de la Madone, je croise une infirmière qui me parle d'un jeune Mentonnais qui vient d'avoir récemment un accident de voiture et se retrouve tétraplégique.

Elle me demande de pouvoir provoquer une rencontre pour que je lui parle de mon expérience. Je lui réponds " mais qui suis-je, pour que je lui serve de référence, chaque personne à son parcours avec son passé en bandoulière". Mais c'est à lui d'être demandeur et de venir vers moi.

Le futur me donnera raison, il viendra à ma rencontre dans la rue piétonne de Menton, prétextant s'intéresser à Moses pour m'aborder. Ludovic était promis à un avenir plus que certain en équipe nationale de hand-ball. Il a eu un accident de la circulation, l'entrée trop rapide de la voiture dans le rond-point la fait partir en tonneau, il est passager arrière.

Après une très longue rééducation sur la presqu'île de Giens, il doit réapprendre à vivre dans cette ville qui l'avait pratiquement vu naître. Croiser, affronter, le regard des gens qu'il connait, parcourir ces rues où il a tous ses souvenirs. Personnellement je n'ai jamais pu après mon accident, j'ai pratiquement changé l'intégralité de mes connaissances et des endroits que je fréquentais valide.

Le fait que nous soyons dans la même condition va faire que nous allons nous côtoyer. Valides, je pense que nos caractères ne se seraient jamais accordés.

Chapitre 11

En 1996, un jour où je rends visite à mes parents, mon père assis dans le salon se plaint de douleurs intestinales. Il a pris rendez-vous chez le médecin de famille et celui-ci lui fait faire des examens approfondis à l'hôpital universitaire de Louvain la Neuve. Le verdict tombe, mon père a un cancer du côlon. On lui retire une partie du côlon, il doit suivre un traitement de chimiothérapie.

C'est une lente descente aux enfers, parce qu'après le traitement, s'en suit automatiquement une période horrible pour lui. Lorsqu'il interrompt son traitement, il se sent mieux et a encore pleins de projets. Il est assis sur une chaise à l'arrière de la maison à Dion le Mont, immobile, le regard vers l'horizon et il me parle de toutes ses envies de voyage, la Suisse, l'Italie, la Yougoslavie, la Hongrie, tous ces endroits où il a vécu et où il voudrait retourner. Je l'écoute, je le regarde, il est faible, a perdu tous ses cheveux et je connais d'avance la finalité de son état. Je me demande combien de temps ils vont encore lui infliger ce traitement. C'est cette période de mon existence, ce père sur le départ, qui me font réaliser l'état d'urgence dans lequel nous sommes en réalité durant le passage dans cette vie. Je me mets à me poser un tas de questions "qu'est ce qui peut me faire vibrer ?". Il y a évidemment le soleil, la photo...

Je me mets alors à rêver de conduire une Porsche 911, alors que je n'ai jamais été attiré que par la beauté de l'objet sans en avoir jamais eu l'envie d'en posséder une. Je me mets en quête au travers de petites annonces d'une 911 964 Tiptronic. Une visite chez un concessionnaire m'en fait trouver une, vieille de 5 ans avec 155 000 km au compteur. Elle est gris métallisé, intérieur noir et des jantes Cup de 17 pouces. Elle est dans un état exceptionnel parce que l'ancienne propriétaire n'a roulé que sur autoroute, un parcours quotidien de 240km à 120km/h.

Graduellement, l'état de santé de mon père se détériore, un soir ma mère me téléphone pour me dire que si je veux encore une fois le voir, il faut que je vienne de toute urgence. Je prends la route et parcours les 50km qui nous séparent avec une sensation bizarre.

Déconnecté de la réalité qui m'entoure, juste dans la conscience du bouleversement fatal annoncé. Je me gare devant la maison de mes parents ... il y a déjà de nombreuses voitures. Le soleil est sur le point de se coucher quand je rentre dans leur chambre, j'observe la scène. Mon père, assis contre la tête de lit, le médecin avec son stéthoscope contre sa poitrine lui demandant d'expectorer, il n'arrive plus à parler, il est dans un état second. Ma mère dans un état de stress mélangé d'angoisse ne fait que lui demander "de quoi as-tu besoin, tu veux quelque chose ?"

Voir cette chambre, cet endroit intime rempli de monde, me donne une sensation d'intrusion dans leur vie. En retrait, je capte le regard de mon père mais il ne me voit pas ou ne me reconnait plus. Comme durant toute sa vie, je n'existe pas pour lui. Il ne voit que ma sœur qui est à quelques mètres de moi. Je quitte la maison tardivement, mon père décède dans la nuit dans d'atroces souffrances. Ma mère me téléphone très tôt dans la matinée pour me l'annoncer. Selon sa volonté, il est incinéré et au moment de voir cette caisse en bois s'embraser c'est une partie de ma vie qui se retrouve en cendres. Une messe est dite, l'urne contenant les cendres est déposée dans un caveau dans le cimetière du village.

Quelques jours plus tard, j'annonce à Christian et à tous les jeunes que j'arrête le basket, parce que j'ai décidé qu'il est temps pour moi de vivre autre chose. Je vends le California à un autre paraplégique, il est toujours dans un état neuf, après les 180 000 kilomètres parcourus en 4 ans. Je récupère la 911 que j'ai acquis dans l'entreprise qui a adapté la voiture à la conduite manuelle, un après-midi vers 17h … sur le chemin du retour vers chez moi, en plein bouchon, j'aperçois derrière mon volant le regard des gens, première expérience qui me trouble. Ce malaise vient de mon éducation, ma mère au travers de ses mots va instaurer en moi une forme de culpabilité, je ressens de la gêne à conduire ce symbole.

La première fois que je me gare avec cette voiture devant chez ma mère, elle me dit "je suis une pauvre femme, ne vient plus jamais avec cette voiture devant chez moi, que vont penser les gens de moi ?" L'acquisition de cette voiture pour moi est une forme de compensation par rapport à toutes les privations que ma paraplégie m'impose. Je n'irai jamais skier, ni nager, plus jamais courir dans les bois, ni marcher pieds nus sur le sable chaud, je n'aurai jamais d'enfants. Cette voiture n'est là que pour m'apporter des sensations que me procure sa conduite, ce qui en réalité, au final n'est qu'une maigre compensation, parce que rien ne pourra remplacer la liberté.

Je suis prisonnier du béton et de cette société, de la fragilité de mon corps, du besoin constant de matériel pour avoir un semblant de normalité en société.

Pour maîtriser la puissance de ce bolide et son mode de pilotage particulier, je prends des cours de conduite sur un circuit avec un moniteur. Prise de conscience des trajectoires, du freinage et de la conduite sur sol mouillé. Je réalise qu'en fait chacun d'entre nous en ayant obtenu son permis de conduire, a la possibilité de détenir une arme mortelle dont il ne connait pas le maniement. Il est vrai que la vitesse tue mais je pense que l'apprentissage du contrôle en temps réel dans différentes situations serait beaucoup plus efficace en terme de baisse de mortalité sur les routes.

Chapitre 12

Je prends la décision de descendre sur Menton avec cette voiture pour me trouver une location. Ludovic m'héberge pendant 15 jours, je fais toutes les agences immobilières de Menton et visite de nombreux appartements. Je me rends très vite compte que la dimension des appartements est fonction de l'environnement, Menton enclavée entre la mer et la montagne, ne dispose pas d'une surface constructible importante. Dans de nombreux appartements visités, je ne peux même pas entrer dans la cuisine et encore moins dans les toilettes. Un jour, me rendant dans une agence sur la place Saint Roch, Fabienne me parle d'une construction neuve dans la vallée du Borrigo. Elle me soumet l'idée d'acquérir cet appartement au prix d'un loyer. Je lui réponds que par simple curiosité je veux bien aller voir, parce que je ne sais pas pour le moment combien de temps je vais rester sur Menton.

Je veux rester libre de toute contrainte. Rendez-vous est pris pour le lendemain. Le bâtiment est rose et gris et la finition n'est pas encore achevée. Il y a un grand hall d'entrée spacieux, un énorme ascenseur et au 2è étage je découvre cet endroit où je passerai les 20 prochaines années de ma vie. Tout y est spacieux, le séjour, les deux chambres, qui donnent sur une terrasse, avec pour seul vis à vis des feuilles de bananiers, la salle de bain et surtout les toilettes où je peux, pour la première fois, rentrer entièrement avec le fauteuil et bouger sans difficulté. Je me dis que c'est un signe et que c'est une bonne base pour mon épanouissement. La cerise sur le gâteau est le double garage au premier sous-sol, fermé par un volet électrique. Fabienne et moi nous rendons Rue Victor Hugo, au dernier étage d'un immeuble moderne. J'y rencontre Renato le promoteur en redressement judiciaire, mais c'est encore lui qui négocie la vente des appartements, pour le compte des banques qui financent la fin des travaux.

Je remonte en Belgique et organise mon déménagement pour le mois de Novembre 1998, le temps pour moi de finaliser les formalités administratives et bancaires. Mon beau-frère et ma sœur prennent trois jours sur leur temps de travail et m'aident à m'installer.

Je passe ma première nuit chez moi, dans cet appartement tout neuf, où le séjour me parait si petit par rapport aux constructions du Nord. Nous sommes fin novembre et je me réveille avec un grand ciel bleu. Le temps de prendre ma douche et mon petit-déjeuner, je sors pour en prendre plein les yeux. Je m'imprègne des montagnes qui m'entourent, de la végétation et du calme qui y règne. Cela fait maintenant 12 ans que j'essaie d'arrêter de fumer sans y arriver ... mon premier réflexe sera de trouver le bar tabac le plus proche de chez moi, le bar Ariel, 200 mètres plus bas. Il y a trois marches pour monter et je me fais assister pour entrer. C'est un bistrot de quartier où les étudiants, les retraités et les travailleurs se côtoient. Après avoir bu un café et fumé une cigarette, je m'apprête à partir, les gens me proposent leur aide. Mais l'air de rien je vais produire mon petit effet ... devant leurs yeux ébahis, en deux roues, je dévale les marches. Je constate leur air stupéfait, je suis satisfait !

Mon appartement se trouve à un kilomètre du bord de mer et à 9 kilomètres 500 de Ste Agnès, qui est le plus haut village côtier d'Europe. Je me laisse pratiquement rouler jusqu'au bord de mer et j'aperçois le bleu de la méditerranée qui se confond avec le ciel et au fond, l'Italie qui est toute proche. Menton est un endroit magique, je commence à mitrailler en argentique. Il y a tellement de couleurs, de lignes, d'ombres et de lumières que c'est un paradis pour tout photographe. Je découvre Menton par les grands axes mais aussi par les petites ruelles de traverse. Dans mon appartement, qui est un trois pièces, je fais installer un labo photo.

J'ai envie de pouvoir travailler de chez moi, sans compter les heures. Je demande à un ferronnier de me placer une barre contre laquelle je puisse m'appuyer en position debout. Je peux ainsi travailler face à l'agrandisseur et aux bacs des bains. Je passe des soirées entières jusque tard dans la nuit à développer, recadrer et retoucher. La photo me fait réellement vibrer. Je me dis que j'ai beaucoup de chance, je passe l'hiver au soleil, ce qui me permet de pouvoir bouger tous les jours. Je parcours des kilomètres sans les compter. J'ai le sentiment de toucher au bonheur.

J'ai toujours aimé la différence et l'Italie qui est à côté est une autre culture dont l'art de vivre m'attire. Je me renseigne et on m'indique que la ville organise des cours pour apprendre l'Italien. La prof qui est aussi petite que large, des cheveux courts et grisonnants, est une pure Italienne. Je me rends au cours, tous les lundis pendant deux heures. Je dois à chaque fois passer trois marches pour atteindre l'ascenseur et me rendre au premier étage.

Un lundi en me rendant au cours, je suis stoppé devant le bureau de poste par un homme qui me met un billet dans la poche de ma veste. Je le ressors, je vois que c'est un billet de 500 francs. Je le regarde et lui dis que ce n'est pas suffisant pour faire le plein de ma Ferrari, il sourit et me dit de le garder. J'étais stupéfait.

Quelques jours plus tard je recroise ce même bonhomme en sortant de ma voiture et là, il est scandalisé que j'aie pu accepter son argent. Me voyant en fauteuil, je lui avais inspiré de la pitié mais en sortant le fauteuil de ma vieille Porsche, je suis devenu un salaud. Il me demande de lui rendre immédiatement l'argent, ce que je fais avec plaisir.

Malheureusement pour moi, au bout de quelques mois d'assiduité à mon cours d'Italien, l'ascenseur tombe un jour en panne et le reste pendant plus d'un mois. Le retard est ensuite beaucoup trop important à rattraper et j'arrête les cours. J'avais cependant acquis une bonne base qui me permet de pouvoir commencer à échanger avec les Italiens. Menton est une ville à taille humaine et on finit tôt ou tard par tous se croiser. Ces échanges sont très importants pour moi dans ma construction, dans ma perception de l'autre. Ici, on prend toujours le temps de développer un dialogue et de répondre aux questions des gens. Moses est le trait d'union entre les Mentonnais et moi, il a maintenant 6 ans et il est magnifique. Sa tête calée entre mes roues, il me suit partout sans laisse et quand je pars de chez moi, j'entends des personnes demander à Moses comment il va aujourd'hui. Mon chien interpelle et j'apprendrai bien plus tard, que de nombreuses personnes à Menton avaient fait l'acquisition d'un Golden Retriever après avoir vu le mien.

Le passage à l'an 2000 est une étape importante dans ma vie, au travers des rencontres, une va s'avérer plus importante que les autres. Corinne, est une mentonnaise d'origine pied-noir, qui a grandi et passé toute sa vie à Menton. Elle est mère divorcée avec deux filles. Elle est très intéressée par tout ce qui concerne l'hygiène de vie, l'alimentation et la méditation. Elle me fait découvrir la cuisine à la vapeur ce qui est un changement énorme pour moi dans mon quotidien et pour ma santé. Ce mode de cuisson me simplifie l'élaboration de mes repas. Je vais à l'essentiel avec des produits simples et sains. Elle me raconte aussi l'histoire de Menton et des mentonnais au travers de son parcours. Et l'impensable va aussi se produire pour moi. Après la mille et unième tentative, sans grande conviction, je vais me décider à arrêter de fumer, avec son soutien.

Elle me propose de pouvoir l'appeler à n'importe quelle heure de la journée et de la nuit, dès que j'ai des crises d'angoisse. Je m'enferme chez moi, résolu à me défaire de cet esclavagisme que représente la cigarette. C'est elle qui conditionne toutes mes journées et toute ma vie. Cela fait 20 ans que je fume un paquet de Marlboro par jour. Je m'en veux tellement de m'être fait avoir par cette société de consommation. L'image du cow-boy intrépide dans les vastes étendues américaines ou ces « people » qui avec la cigarette donnent cette image d'assurance, d'aisance que je désirais tant. Je me suis mis à dormir, manger, boire et dormir encore. Cela pendant 4 jours, à vivre en état de manque de cette saloperie de drogue légale et dont on favorise la consommation.

Ces quatre jours vont être source d'énormes angoisses, à broyer du noir, à rendre tout négatif, à me dire que je suis un moins que rien, à me demander ce que j'ai fait de ma vie jusqu'à présent. J'ai appelé Corinne la nuit, le jour, à n'importe quelle heure. Elle trouve à chaque fois les mots pour faire retomber l'angoisse provoquée par le manque. Je ressors de chez moi au bout de quatre jours, je suis intimement persuadé que tôt ou tard je refumerai. Le geste de la cigarette assis à une terrasse à boire le café est tentant.

Lors d'un passage à Menton Santé qui vend du matériel médical dans la rue piétonne, j'aperçois Ludovic s'afférer autour d'un vélo à trois roues. Jérôme le patron, me propose de prendre le handbike à l'essai pendant une semaine. Je le garde deux semaines et c'est en partant rouler vers l'Italie, au ras du sol que j'arrive à passer au-dessus de cette terrible envie de la première cigarette du matin avec le café. Pendant ces deux semaines, je pars sans un franc sur moi, juste de l'eau. Je rentre tous les jours à midi, en ayant passé ce cap difficile. Je ne retouche plus jamais de ma vie une cigarette, cela me fait dire que la plus grosse connerie de ma vie est d'avoir commencé à fumer. La plus belle chose que j'ai réussi à faire c'est d'avoir arrêté.

Je fais l'acquisition de ce handbike et commence à découvrir la région sur une plus grande étendue. J'attaque aussi la montagne et les différents cols de l'arrière-pays. La plus longue distance que j'ai effectuée sur une journée est de rallier Cannes par la Turbie et d'en revenir en quittant Nice par l'Observatoire. Je roule ce jour-là 150 kilomètres à bout de bras.

Au travers des différentes rencontres que je vais faire il y en aura une qui sera marquante, c'est celle de Gilles, originaire de Paris. Il connait Menton depuis sa plus tendre enfance parce qu'il y passait ses vacances avec ses parents.

Il a 5 ans de plus que moi et mesure 1m90 pour 160 kilos. Il est toujours accompagné de Meyss un bullmastiff adorable, imposante elle aussi. Il sort du conventionnel et se déplace dans une Renault rodéo rouge, ouverte aux vents, simplement bâchée sur le dessus. Sa chienne est toujours assise sur le siège passager, à observer la route, comme une personne. Il est toute l'année, été comme hiver en tee-shirt, en short et en tongs. La peau mate, il est bronzé toute l'année. Gilles sort d'une relation difficile. Il s'était marié avec une femme, connaissant son penchant pour l'alcool. Elle est aussi petite et menue que lui est grand et fort. Pour fuir le calvaire qu'elle lui fait vivre, il quitte le domicile et dort à différents endroits, dans sa voiture. Je l'aperçois souvent en remontant chez moi et je le salue sans connaitre son histoire.

Après une longue période d'errance il décroche un poste de technicien de maintenance en climatisation à l'hôtel Marriott de Cap d'Ail. Son travail lui permet de louer un studio et de retrouver une vie sociale stable. À force de nous saluer, nous prenons un jour un café et je me lie d'amitié avec ce personnage hors norme. Il me fait acheter mon premier téléphone portable pour mes sorties en vélo et ma sécurité. Il me fabrique une fixation à l'arrière de mon vélo, à laquelle j'attache une remorque pour enfants. Cela me permet de prendre mon fauteuil et surtout de pouvoir emmener Moses lors de mes sorties. Je tracte ainsi plus de 60 kilos sur le plat.

Dans les descentes je me fais pousser par le poids de la remorque et dans les montées, je fais courir Moses à côté de moi pour que la remorque soit plus légère. Ce sont de purs moments de bonheur. Je m'arrête à San Remo après avoir roulé

32 km, je m'assois dans l'herbe pour déjeuner et je reprends la route vers Menton.

Lors d'une de mes sorties, j'aperçois en coup de vent des jeunes attablés à une terrasse à Bordighera. Parmi eux, il y a un jeune en fauteuil qui s'appelle Saverio. C'est son frère qui m'a raconté récemment son accident. Sur la route de Pigna, alors qu'une voiture manœuvre pour effectuer un demi-tour, lui, arrive en vélo, lancé à pleine vitesse dans cette descente. Il heurte la voiture de plein fouet. Les pieds fixés au pédalier, il passe au-dessus de la voiture. Le choc est terrible, il reste entre la vie et la mort. Il est paraplégique avec une lésion en 5è dorsale. Ce niveau de lésion le prive de l'usage et de la sensibilité de tout son corps en dessous des pectoraux. Son frère m'avait expliqué qu'avant son accident Saverio participait à des courses et il avait acquis une certaine notoriété en Italie. Il m'avait aussi proposé de le rencontrer. Saverio pratique maintenant le Hand Bike et il m'apprend que c'est en me voyant rouler qu'il a commencé à s'intéresser à cette pratique sportive.

Avant son accident, il travaillait pour une société Mentonnaise de surgelés et en livrant les restaurants de Menton il me voyait souvent avec Moses. Il n'avait jamais imaginé ce qu'était ma vie en me voyant déambuler en fauteuil dans les rues de Menton. Maintenant, il était paraplégique comme moi. Nous allons commencer à rouler régulièrement ensemble sur les routes. Puis nous allons nous entrainer sur le stade de Camporosso en Italie. Privé de ses abdominaux, il est assis avec une légère inclinaison vers l'arrière.

À cause de cette position il manque de puissance par rapport à moi et je suis toujours plus performant que lui. Il m'incite à m'inscrire et à participer avec lui au marathon de Rome. J'accepte, malgré ma réticence à participer à des compétitions entre handicapés et l'expérience que j'en ai eue avec le basket-ball.

Au mois de mars 2003, nous louons un fourgon et nous nous rendons, Saverio, sa famille, ses amis et moi à Rome. Je suis immergé dans les discussions en Italien et je progresse ainsi très vite, l'Italien est la 5è langue que je parle. Après 680 kilomètres d'autoroute, nous logeons dans un hôtel en périphérie de Rome. La journée suivante est faite de détente avec la visite des principaux lieux touristiques. Je suis en super décontraction et nous rencontrons d'autres personnes en situation de handicap qui participent au marathon. Je ressens leur tension, participer à cette compétition est importante pour eux. Au moment du départ, nous nous présentons sur la ligne et je suis à l'extrême droite, près des barrières de sécurité.

En photo, j'aime beaucoup la répétition et les alignements. Je vois là tous ces visages tendus, tous ces sportifs alignés prêts à prendre le départ. Cette image, et l'adrénaline qui monte en moi, me font pousser le cri du samouraï.

Toutes les têtes se tournent vers moi avec des airs interrogateurs. Saverio qui est placé à quelques mètres de moi dit en italien "E un Francese, ecco perqué" "c'est un Français, c'est pour ça !" Le coup de feu retentit. Je prends le départ en moulinant sur cette route pavée devant le Colisée. Je pars comme un sprinter du 100 mètres et je me retrouve vite tout seul, personne ni devant ni derrière moi. Je continue à mouliner et je me demande à quel moment je vais me faire manger. Je poursuis mon effort toujours aussi intensément et je vois passer à ma droite un concurrent, qui pousse tout en douceur, mais en pleine puissance. C'est le champion du monde de l'époque. Je m'attends à voir débouler tous les autres concurrents.

Mon rythme cardiaque est de 200 pulsations/minute et le reste durant toute la course. Je continue à mouliner et j'entends la ferveur des gens sur le bord des routes. Je suis tout seul sans aucune voiture à visiter Rome et chaque monument chargé d'histoire dégage une puissance dont je me sers pour soutenir mon effort. À 5 kilomètres de l'arrivée j'entendsle frère de Saverio me dire en hurlant " tu as 5 minutes d'avancesur le 3è, lève le pied !". Je suis tellement bien dans cet effort que j'ai envie de poursuivre à ce rythme jusqu'à la ligne d'arrivée. Je termine second après 1h30 d'une course à laquelle je ne fais que participer pour faire plaisir à Saverio. La ligne d'arrivée passée, mon rythme cardiaque redescend doucement, je suis épuisé et je mets de longues minutes à récupérer.

Tout le monde vient me féliciter, je suis sur un nuage et ne réalise pas. Pour la remise de la coupe, je suis tellement dans l'euphorie que je veux partager ce moment avec Moses. Je le fais monter sur le podium et il se couche à mes pieds. Nous avons derrière nous le Colisée en toile de fond. Après la remise des récompenses j'interpelle le maire de Rome, lui demandant de faire un discours. Il me répond que d'ordinaire cela ne se fait pas, alors je lui réponds "raison de plus". Mon intention est de faire la promotion du Handbike dans la région Paca-Ligurie, que Saverio et moi tentons de développer. Mon trop plein d'adrénaline et mon Italien encore trop basique font que je m'aperçois très vite que personne ne comprend ce que je dis. Je ne m'arrête pas à ça et je poursuis me disant que même s'ils ne comprennent que quelques mots, ce sera déjà ça ! Nous finissons la soirée dans une Pizzéria à faire la fête.

Nous reprenons la route le lendemain, Saverio m'explique pendant tout le trajet ses idées pour créer une structure et ainsi inciter d'autres paraplégiques à la pratique du handbike dans notre région. Je lui fais comprendre, de par mon expérience que le sport pour handicapés n'est pas un bon investissement pour les sponsors potentiels. Et tant que cette synergie motivée par le profit ne se mettra pas en place, il n'y aura aucune considération pour tous les résultats d'handisports quels qu'ils soient. Il m'argumente qu'en Italie ce n'est pas pareil et que les choses sont en train d'évoluer. Il a l'intention dès le lendemain matin d'aller auprès des médias locaux pour relater la course d'aujourd'hui.

Je me laisse convaincre et nous créons une association en France, parce que les démarches sont plus simples et les financements plus aisés à obtenir qu'en Italie. Saverio est président, sa femme secrétaire et moi trésorier. Mais je vais très vite avoir les trois fonctions à ma charge. Saverio et sa femme ne parlent pas bien le français et surtout ils ne savent pas l'écrire. Je dois démarcher les institutions, prendre à ma charge tout le travail administratif et la comptabilité. Je dois aussi trouver des financements pour les courses à venir, parce que l'investissement pour chaque déplacement est élevé.

J'obtiens le soutien de l'hôtel Marriott de Cap d'Ail par l'intermédiaire de Gilles et de l'entreprise de surgelés Somegel à Menton où Saverio travaillait avant son accident. Jérôme, le patron de Menton Santé accepte également de financer notre participation à des compétitions. Je fais la connaissance de Patrice, il a une société de communication à Roquebrune-Cap-Martin. Il va consacrer beaucoup de temps à la mise en page d'un support papier pour démarcher les éventuels sponsors. Il fait ce travail bénévolement pour nous aider à développer notre association. Le résultat est que nous obtenons un magnifique outil de communication. Nous avons le soutien du service des sports du Conseil Général qui nous finance l'achat d'un hand bike.

Je me laisse prendre malgré moi dans ces compétitions en ouverture des marathons. Nous préparons notre deuxième marathon près de Venise, à Padova. Je me présente avec la même décontraction sur la ligne de départ sauf qu'entre-temps tous les concurrents ont eu vent de ma deuxième place au marathon de Rome et me talonnent. Je vais leur servir de lièvre sur les 20 premiers kilomètres puis me faire dépasser. Je passe la ligne complètement épuisé physiquement et moralement. Saverio m'explique avec son expérience de cycliste valide, qu'il faut que je développe une tactique dans mes courses mais cela ne me convient pas. J'aime donner, tout donner sans calculer. À partir de maintenant je ne gagne plus aucune course et je perds même la satisfaction d'y participer. Je dois néanmoins continuer à faire vivre notre association et promouvoir le hand bike au niveau local.

Je prends contact avec un des responsables de la Fédération Monégasque d'Athlétisme. Durant notre entretien je lui vante les qualités athlétiques requises pour la pratique du hand bike. Je lui parle également du manque de visibilité du sport adapté dans la région. Je lui propose, comme cela se fait sur tous les marathons, d'avoir une catégorie de hand bikeurs qui prendrait le départ 5 minutes avant les valides. Une course dans la course. Il n'est ni enthousiaste ni réfractaire mais il se propose de soumettre ma demande auprès des organisateurs.

Une semaine plus tard, Didier, un des responsable de la fédération, m'appelle pour convenir d'un rendez-vous dans ses bureaux, dans le Stade Louis II. Il m'explique que sur le parcours il y a de nombreux passages étroits et que cette configuration ne permet pas de garantir une sécurité optimale pour le passage des hand bikes. Ils sont néanmoins sensibles à ma proposition et souhaitent donner de la visibilité à ma discipline sur le marathon de Monaco puisque Saverio et moi sommes des locaux. Il me propose de créer une fixation sur les hand bikes pour y poser les chronos qui ouvrent la course. Il en faut un pour les hommes et un autre pour les femmes. Je trouve l'idée géniale parce que sans avoir à faire de la compétition, c'est une occasion unique de participer à une manifestation du monde valide. Didier trouve en plus un argument écologique puisque le premier de la course ne subirait plus les gaz d'échappements du véhicule porte chrono. Ce concept me plait beaucoup et j'entreprends de le développer dans le monde de la course à pied.

Nous participons à deux éditions du « Marathon de Monaco », je fais le « semi-marathon de Nice » et la « Prom' Classic » à deux reprises. Je participe aussi à trois reprises à une course annuelle qui se déroule au mois de mai, la « Ronde des Plages » à Menton.

C'est un dix kilomètres sur le bord de mer, de la frontière Italienne à Roquebrune-Cap-Martin. Je finis par me rendre compte que ce concept d'intégration de personne à mobilité réduite dans un événement de course à pied valide, n'intéresse pas grand monde. Je ne sollicite plus aucun organisateur et eux ne reviennent pas vers moi. Ma conclusion de cet investissement est qu'une intégration ne se fait toujours qu'en parallèle à un autre niveau et que la fonte des genres reste toujours de l'utopie.

Le point d'orgue est l'European Hand bike Circuit à Mulhouse en Alsace, qui est une des manches de classification des championnats Européens. Je me retrouve dans ce milieu de la compétition avec des centaines et des centaines de personnes en fauteuil roulant, le ghetto pour moi. En voyant tous ces inconnus en fauteuil comme moi, cela me renvoie à ma propre image. Celle que je donne à quelqu'un qui me rencontrepour la première fois, celle d'un handicapé ...

Avec l'évolution technologique, le besoin de profiler le hand bikeur fait que la position assise va passer à la position couchée. Mes résultats deviennent de plus en plus mauvais parce que je n'ai pas envie de suivre cette évolution, cette position allongée sur le vélo ne me convient pas.

Gilles avait un rêve d'enfance, celui de vivre sur un bateau..Cela fait quelques années qu'il vit dans un minuscule studio dans la vallée du Careï. Il a eu l'opportunité d'acquérir un bateau et il attend qu'un emplacement se libère dans le port de Menton. En attendant, le bateau est amarré près du phare à l'entrée du port de Garavan. Il remet les clés de son studio et s'installe avec sa chienne dans le bateau.

Un jour, Gilles me téléphone pour m'annoncer que Meyss est morte d'un arrêt cardiaque. Il part dans une terrible dépression, néglige son travail à l'hôtel Marriott parce qu'il prend de nombreux médicaments pour compenser sa détresse. Il n'est plus que l'ombre de lui-même ... la seule solution pour lui est de reprendre un autre chien.

Un mois après le décès de sa chienne, il trouve une petite femelle Bullmastiff dans un élevage du Var. Nous prévoyons de prendre ma voiture pour aller la chercher le lendemain, parce que la distance est trop longue pour rouler avec sa Renault Rodéo. Gilles nous invite, Jean un ami commun et moi à venir fêter cette heureuse nouvelle. Nous nous retrouvons ce vendredi soir à 19h30 devant son bateau, il installe une table et des chaises sur le quai parce que je ne peux pas monter sur le bateau.

Nous sommes dos à la mer, face à Garavan avec ce décor féerique des montagnes face à nous, éclairées de milliers de petites lumières. J'observe chaque détail de ce tableau et nous trinquons à Gilles, à son bateau et à sa future petite chienne.

À la fin de la soirée, Gilles se lève pour débarrasser la table. Il enjambe la passerelle qui est une planche étroite sans garde-corps, d'un seul coup, je vois ses 160 kilos basculer en arrière.

Gilles tombe comme une masse et le choc est énorme. Sa tête s'écrase dans un bruit sourd sur le bord du ponton en béton et son corps disparait dans l'eau sombre de la mer. Il fait nuit noire et nous sommes pris de panique.

J'appelle, je crie, je hurle. C'est un cauchemar, je suis là, je ne peux rien faire. Valide j'aurais sauté dans l'eau, Jean est tétanisé. Les secondes me semblent interminables, j'espère voir Gilles remonter à la surface. Aucun de nous deux n'a son téléphone portable et deux personnes alertées par nos cris nous rejoignent et nous disent avoir appelé les secours. Les pompiers arrivent et remontent rapidement le corps de Gilles à la surface. Ils ont toutes les peines du monde à allonger sur le quai son corps inerte. Gilles est en arrêt cardiaque et grâce au défibrillateur son cœur redémarre. Il est emmené à l'hôpital Saint Roch à Nice. Je ne dors pas de la nuit, je suis en état de choc.

Dès 7 heures du matin j'appelle Martine que Gilles apprécie énormément et qui est la secrétaire de direction de l'hôtel Marriott, pour la prévenir de l'accident. Je lui dis que je me rends à l'hôpital et elle me demande de passer la chercher. Ensemble, nous nous rendons au chevet de Gilles, mais nous sommes obligés de rentrer l'un après l'autre. J'entre seul dans une chambre sombre, Gilles est recouvert d'un drap blanc, ses mains sont posées dessus. Je lui prends la main et lui demande de revenir. Il est branché, son cœur bat artificiellement, son cerveau n'a plus d'activité cérébrale, Gilles est mort. Je dois dire adieu à mon ami. Les médecins débranchent les appareils dans l'après-midi. Ses proches, ses amis, ses collègues, de nombreux Mentonnais se réunissent pour ses obsèques. Il est inciné et ses cendres jetées à la mer selon son souhait. Il allait avoir cinquante ans.

Les semaines qui suivent sont une réelle remise en question suite au choc que je viens d'encaisser. Voir Gilles mourir sous mes yeux, me fait prendre conscience de l'essentiel et du temps qui passe. Je ressens le besoin de faire le point sur mes priorités pour ne plus subir les choses dans lesquelles je ne m'épanouis pas.

J'annonce à Saverio que je mets un terme à l'association que nous avons créée. Il mettra sur pied sa propre association en Italie et continuera à progresser pour espérer un jour la reconnaissance et la notoriété. Pour ma part je continue à faire des sorties de temps en temps pour maintenir ma condition physique.Au début de mon arrivée à Menton comme je me refuse à avoir une télévision, je sors rouler tous les soirs en hiver accompagné de Moses. Menton s'est vidée de ses touristes et j'apprécie le bord de mer en soirée, dépourvu de circulation.

J'ai pris l'habitude de m'arrêter dans une crêperie Normande tenue par un Parisien, Johnny, pour boire un chocolat chaud. Il me raconte les Caraïbes et sa vie Sud-

Américaine, qu'il est fou de Harley Davidson. Il me parle aussi de la période faste qu'il avait connue beaucoup plus tôt dans la région, de la vie nocturne et ses excès en tous genres.

Puis nous nous perdons de vue pendant un long moment, car il a dû vendre sa crêperie. Il me racontera plus tard sa traversée du désert. Je le retrouve un samedi de juin 2006 à Menton sur l'avenue Carnot qui mène au centre-ville. Cette rencontre va bouleverser ma vie. Il a toujours cet enthousiasme, ce grain de folie qui le caractérise. Il me parle de son projet, il a réussi à mettre au point des lunettes avec des rétroviseurs placés à l'extrémité de chaque verre. Je suis épaté, parce que j'imagine le bien-fondé de son invention, pour les cyclistes. Les lunettes ne sont pas esthétiques, elles ont une forme de Ray-ban des années 50 mais c'est vrai que le concept est génial et que de nombreuses personnes peuvent être intéressées.

Il me montre aussi des lunettes beaucoup plus fines et esthétiques qu'il veut proposer à la vente pour les agents de sécurité. Il est en contact pour lancer la fabrication en Chine. Je suis ébahi et je me laisse emporter par son enthousiasme. Timidement je lui dis que j'ai aussi un rêve. Traverser la France debout, par les routes, du Nord au Sud. Je pense alors qu'il va me dire "c'est impossible, tu es fou, mais tu ne te rends pas compte" !

Mais il me dit une phrase toute simple : "si c'est ton rêve Joe, faisons-le". J'utilise ses lunettes de rétro-vision lors de mes sorties en Hand bike. J'en fais la promotion, persuadé que c'est un produit d'exception, issu d'une idée géniale.

Chapitre 13

Je commence aussi à m'entrainer à me déplacer debout. Je me rends deux à trois fois par semaine au Parc de la Madone sous les pins, sur une piste d'athlétisme rectiligne, longue de 70 mètres. Mon temps d'assouplissement au niveau des abdominaux me prend à chaque fois plus de 45 minutes. La calcification osseuse au niveau de ma hanche, avec laquelle je vis depuis 1982, m'empêche de pousser le bassin vers l'avant et d'avoir ce moment important de relâchement entre deux pas. J'utilise toujours mon vieil appareillage en aluminium et en cuir, avec à mes pieds de grosses bottines orthopédiques. Je n'en ai pas conscience mais l'aluminium de mes appareils fait à chaque pas remonter l'onde de choc de l'impact dans tout mon corps. J'atterris à chaque pas sur l'arrière du talon mais la rigidité de la semelle me fait taper le pied à plat et ce mouvement n'est pas confortable.

Le même problème se pose au niveau des béquilles parce qu'elles sont en aluminium avec des embouts en caoutchouc qui ne sont pas conçus pour la contrainte que je leur impose. Je dois les changer tous les deux à trois entrainements. J'ai recouvert les prises de main des béquilles de matière antidérapante utilisée pour les raquettes de tennis. Johnny passe souvent me voir et essaye de me donner des conseils. C'est comme cela qu'un jour il me dit : "Joe tu dois être aussi léger qu'un papillon, tu dois donner de la fluidité à ton mouvement". Je lui répondis : "Johnny, tu es mon coach spirituel !" Cette phrase je l'ai dite en plaisantant mais je pense que lui le vivait depuis un bon moment et en était persuadé.

Je n'ai dans mon séjour, ni télévision, ni canapé, mais des appareils de musculation et Johnny vient régulièrement s'entraîner avec moi. Un soir, il me parle de la « No Finish Line » qui se déroule tous les ans sur le port Hercule de Monaco. Il me suggère d'y participer pour faire connaître mon intention de traverser la France, pour rencontrer des gens et avoir un objectif : aligner le plus de kilomètres possibles en une semaine. J'ai d'abord beaucoup de réticence parce que l'idée de marcher, moi paraplégique au milieu de coureurs et de marcheurs me semble surréaliste. Mais je décide d'y participer.

Je me rends avec assiduité au parc de la Madone pour m'entraîner, parce que je me demande comment je vais faire pour aligner un kilomètre. Sur ma piste de 70m, je suis obligé de m'arrêter deux ou trois fois. Je dois relâcher mes mains qui se crispent sur mes prises de béquilles.

À l'époque où je m'entraînais pour les compétitions de Hand bike, Manu un ami, m'a fait savoir qu'Olivier Amalberti, qui est préparateur physique à Menton, souhaitait m'entraîner. Comme je n'avais pas de grandes ambitions dans cette pratique je n'avais pas auparavant donné suite à cette proposition. Maintenant que j'ai décidé de concrétiser mon projet, je décide de me rapprocher de lui et je fais sa connaissance. Il accepte directement de me faire une préparation physique en vue de ma traversée du « Havre-Menton ». Il vient me voir marcher au parc de la Madone et il va me filmer pour étudier et décomposer le mouvement de ma marche. Sa première analyse est que mes béquilles sont beaucoup trop courtes et que tant que je reste sur du plat, ce n'est pas un problème. Pour me le prouver, il me demande de l'accompagner sur une légère pente, juste à côté de la piste où je m'entraîne. Effectivement je n'arrive pas à placer mes jambes au-delà de mes béquilles. Je vais progressivement monter ma hauteur de béquille jusqu'à avoir dix centimètres de plus que ce que j'utilise depuis le centre de rééducation. Ces dix centimètres je les acquière en augmentant progressivement de deux centimètres à chaque fois. À chaque modification j'ai l'impression de m'élever dans les airs et je suis obligé de placer mes béquilles plus loin devant moi. Cela augmente la longueur de mes pas. Olivier est à la recherche d'un local suffisamment grand pour créer sa propre salle de musculation.

Tous les mercredis, il entraîne des jeunes sur un stade d'athlétisme à Saint Roman dans le Haut du Careï et me propose de l'y rejoindre. Je m'y rends tous les mercredis soirs. Il me fait asseoir sur le gazon synthétique et travailler le renforcement de ma sangle abdominale. Le fait de passer le plus clair de mon temps assis fait que je n'ai aucun maintien musculaire à ce niveau et je perds très vite l'équilibre. J'enchaîne les exercices rapidement et je m'épuise. Je me dis que la route est longue. Sur ce stade je fais la connaissance de nombreux enfants, adolescents et adultes qui m'encouragent.

Le mois de novembre arrive et c'est l'heure de participer à l'édition 2006 de la « No Finish Line ». J'arrive sur le Port Hercule avec Johnny un peu avant le départ qui est programmé à 14h00. Je laisse le gros de la foule démarrer et je prends le départ un peu plus tard. Sur le circuit en boucle d'un kilomètre, les gens se croisent et je reçois les encouragements de nombreuses personnes qui sont loin de réaliser que je tiens debout juste à la force du buste. Je retrouve une jeune canadienne Kelea dont j'ai fait la connaissance quelques temps auparavant. Elle avait vécu avec un paraplégique, qui valide, avait été un athlète de haut niveau. Sur le parcours elle me propose de me sécuriser, de créer en écartant ses bras, un mur pour empêcher que les gens me heurtent. Dans cette opération humanitaire il y a des gens qui courent après le record de la distance sur une semaine. Chaque kilomètre parcouru par les concurrents est comptabilisé et rapporte un euro à l'association. Cette opération consiste à faire venir des enfants d'Afrique qui ont des problèmes cardiaques pour les opérer au Centre Hospitalier Princesse Grâce de Monaco.

Johnny se place devant moi et m'encourage en même temps qu'il demande aux gens de passer sur les côtés de cette piste étroite. Equipé de mes vieilles orthèses, de mes béquilles rudimentaires et avec mes hanches bloquées, je souffre énormément. Je m'épuise rapidement et je dois m'arrêter tous les cinquante mètres. L'organisation a dressé une tente berbère, sous laquelle, pour la première fois de ma vie, je vais me faire manipuler par un ostéopathe. C'est une découverte importante pour moi, j'apprends à soulager mon corps. Je rencontre un grand nombre de sportifs de l'extrême, des hommes et des femmes qui consacrent tous les ans cette semaine à aligner un maximum de kilomètres. Ils vont au bout d'eux-mêmes pour cette cause. Ils sont en admiration devant moi et moi je me sens tout petit parce que je serais incapable de faire ce qu'ils font. Dormir un minimum pour courir un maximum.

Je rencontre la Princesse Stéphanie qui parraine cet évènement ainsi que SAS Le Prince Albert de Monaco. Il se montre très surpris qu'un paraplégique puisse se verticaliser après avoir subi une section de la moelle épinière. Je dois apprendre à communiquer sur ma démarche, c'est un apprentissage. Je veux faire comprendre que l'Humain n'est pas fait pour vivre assis. Durant une semaine Kelea et Johnny m'accompagnent et me sécurisent ... Je parviens au bout de sept jours à parcourir cinq kilomètres durant lesquels j'ai terriblement souffert du blocage de mes hanches. Malgré tout, je quitte cette aventure dans un état où se mêlent l'euphorie, la fatigue, l'envie de progresser et aussi le doute sur ma capacité à traverser la France. Je comprends l'ampleur de l'effort que je vais avoir à fournir au quotidien.

En 2003 je fais une rencontre déterminante pour mon avenir. Je cherchais un médecin pour les prescriptions dont j'ai besoin pour mon quotidien. Un jour en descendant la rue depuis chez moi, je vois sur un bâtiment la plaque du Dr Sornay. Je prends note du téléphone et l'appelle pour prendre un rendez-vous. Le jour de la consultation, je lui demande ma prescription et je m'apprête à repartir. Il me dit qu'avant que je parte, il va me prendre la tension. Pendant ce temps il me demande si j'ai des soucis de santé. Je lui réponds qu'à part les dysfonctionnements causés par ma paraplégie, je pense être en bonne santé.

Depuis plus de dix ans je n'avais pas vu un médecin et j'essayais par mes propres moyens de m'adapter à cette vie. Je n'ai plus confiance dans l'humain et dans sa médecine. Mais je lui parle des douleurs à ma hanche droite qui irradient jusqu'à mes côtes. Depuis 1982 aucun médecin n'a pris cette douleur en considération.

Le Dr Sornay me demande alors de m'allonger sur la table d'auscultation et m'examine. Il me demande si je veux essayer la mésothérapie parce que cela peut m'aider. Il me pique avec une seringue avec des gestes rapides au niveau du ventre et au-dessus de ma hanche droite. Je me tords de douleur, je transpire. En quittant son cabinet, j'ai une sensation d'apaisement, ma douleur est anesthésiée, un bien-être m'envahit. C'est la première fois qu'un médecin essaye de traiter ma douleur autrement qu'en me donnant des médicaments. Ce soir-là je vais m'endormir pour la première fois depuis vingt ans sans aucune douleur. Mais elle réapparait le lendemain en cours de journée À partir de là, je consulte régulièrement le Dr Sornay et il trouve que la source de mes douleurs à la hanche est un problème neurologique qui a sa source directement au niveau de ma lésion. Les injections qu'il me fait régulièrement atténuent mes douleurs pendant trois à quatre jours.

Au cours des années où je le consulte, je construis avec lui une relation de confiance. Je suis en admiration devant son humilité et sa très grande intelligence, sa capacité à ressentir les gens et le jugement qu'il porte sur la vie et les hommes. C'est un médecin atypique et un homme hors du commun. Il me dit souvent cette phrase an parlant de lui-même "si je n'avais pas été con, je n'aurais jamais faitmédecine".

L'honnêteté qui le caractérise m'amène un jour à lui dire "Docteur, j'ai un rêve, j'aimerais traverser la France debout en marche pendulaire, qu'en pensez-vous ?" Sa réponse est décisive parce que sur un ton naturel il me répond "c'est faisable". Si sa réponse avait été négative je n'aurais jamais envisagé « Le Havre-Menton ».

La « No Finish Line » de novembre 2006 m'a fait réaliser l'ampleur du travail à venir et quelque part au fond de moi mon rêve me semble irréalisable. Sur un simple parcours plat d'un

Kilomètre, en boucle, avec un temps plus que clément, j'ai souffert juste pour faire cinq kilomètres en sept jours. Johnny soulève la question de l'évolution dans la fabrication des orthèses. Il se met à rechercher des informations sur le net et trouve un orthopédiste à Nice qui emploie le carbone à la place de l'aluminium. Nous prenons rendez-vous. Mes nouvelles orthèses sont prêtes au bout de 2 mois et le carbone apporte un confort évident. Depuis sa conception par les Anglais dans les années cinquante, la construction des orthèses n'a pas évolué. Pour le maintien de jambe, le cuir est encore utilisé ce qui me fait beaucoup transpirer et les chaussures orthopédiques à semelles rigides n'apportent aucune amélioration au niveau de la marche.

Je reprends mes entrainements avec cet appareillage au parc de la Madone. Olivier me soumet l'idée d'apporter une évolution aux embouts de canne qui n'ont qu'une faible emprise au sol. Il me suggère de fixer une plaque de carbone de cinq centimètres de diamètre à la base de la béquille. Pour une meilleure adhérence au sol nous collons un morceau de pneu. En tâtonnant, nous arrivons tout doucement à améliorer mon confort de marche.

Une nouvelle édition de la « No Finish Line » arrive en novembre 2007. Pour être plus efficace j'aimerais ne plus avoir à faire les déplacements chaque jour pour rentrer chez moi. Je contacte Martine, la secrétaire de direction de l'hôtel Marriott à Cap d'Ail et lui demande de pouvoir bénéficier d'une chambre pendant la durée de la manifestation. L'hôtel est à cinq minutes du parcours. Le directeur de la communication donne son accord et je leur propose de floquer mes tee-shirts avec le logo Marriott.

Le départ se fait comme toutes les années un samedi à 14h, je suis présenté à SAS le Prince Albert de Monaco. Je lui explique ma marche, la façon dont je me déplace, ce que cela entraine comme préparation. Puis je lui parle de mon intention de traverser la France du Havre à Menton. Il est très impressionné. Il demande à un des organisateurs de lui apporter un tee-shirt de la No Finish Line. Au feutre noir, il y inscrit "Joe vous êtes exceptionnel" et appose sa signature.

À partir de ce moment-là, à chaque fois que je croise le Prince dans la Principauté, il me salue par un sourire et un signe de la tête. Grâce à ma participation de l'année précédente, je suis devenu quelqu'un de familier et beaucoup connaissent ma démarche. Cette année-là, avec une meilleure préparation au niveau de mon alimentation et une meilleure hydratation j'arrive à parcourir 35 kilomètres en sept jours. Je suis encore plus dans l'euphorie que l'année précédente, j'ai aligné 5 kilomètres par jour.

Olivier me demande de me préparer pour une manifestation qu'il organise sur le stade de Saint Roman. Tous les adhérents de son club d'athlétisme participent aux "1000m du Mentonnais". Comme à chaque évolution, à chaque nouvelle difficulté, cela me semble impossible à réaliser. Cette proposition me motive à travailler encore plus intensément les exercices qu'il me donne. Le samedi 28 juin 2008 j'arrive sur cette manifestation avec beaucoup d'appréhension. Je n'ai jamais réussi à faire d'une traite plus de 70 mètres et là je dois parcourir une distance de mille mètres, chronométrée. J'entends dans les haut-parleurs, la voix d'Olivier qui anime la manifestation. Il annonce une première mondiale à Menton : "Joe va être le premier paraplégique au monde à établir un temps sur un mille mètres". Cela me met une terrible pression. Les gens viennent m'encourager, les enfants veulent connaître la raison pour laquelle je suis en fauteuil roulant. L'ambiance est festive, conviviale et familiale. Olivier me dit de me mettre sur la ligne de départ quand je suis prêt. Je ne peux plus reculer et je ne sais pas vers quoi je me dirige. Je me demande si je vais y arriver. Je m'aligne sur la ligne de départ, il y a une musique de fond qui couvre la voix d'Olivier mais je l'entends qui me dit de me tenir prêt. Après le compte à rebours, le coup de revolver qui donne le départ retentit. Pour la première fois de ma vie je fais plus de 70 mètres. Je parcours les 300 premiers mètres sans m'arrêter. Mes mains sont explosées, ma hanche est bloquée, mes abdominaux me brûlent et je manque plusieurs fois de partir en arrière. Mais je suis heureux d'avoir parcouru cette distance pour la première fois de ma vie sans m'arrêter.

Olivier continue à m'encourager vivement dans le micro, les gens marchent à côté de moi. Je suis comme porté par toute cette énergie qui m'entoure. Kim que j'ai rencontré lors d'un de mes entrainements au Parc de la Madone, est venue me soutenir avec son fils. Elle est d'origine américaine et elle enseigne la gymnastique artistique à Monaco. Elle me parle tout le long et me rassure en me disant de marcher en souplesse, de me relâcher. Sa présence et sa voix m'apaisent, mais je suis dans le rouge et je dois m'arrêter pour récupérer. Mes mains me font mal, Olivier m'encourage à repartir. Il m'annonce le temps, je redémarre et cette fois-ci je fais 500 mètres sans m'arrêter. Je suis épuisé, les 200 derniers mètres sont un véritable cauchemar. Je m'arrête plusieurs fois avant de passer la ligne d'arrivée. J'ai réalisé cet exploit de faire mille mètres en 17 minutes et 31 secondes. Je mets de nombreuses minutes à retrouver mes esprits, tout le monde me félicite et tous les enfants se retrouvent autour de moi. Une nouvelle fois, par cet effort et mon épuisement, je mesure que mon projet de traverser la France est totalement irréalisable.

Après ce coup d'essai, Olivier me propose de participer en préambule, au meeting Herculis à Monaco le 29 juillet 2008. Mon objectif est de faire mieux que mon temps de référence de 17 minutes 31 secondes. Je me rends dans les bureaux du quotidien Nice-Matin pour annoncer l'événement et inviter les Mentonnais à venir m'encourager. Cet article tombe entre les mains d'un journaliste de France 3 côte d'Azur. Il me contacte, il se montre très intéressé par ma tentative. Il me propose de venir le matin du jour de la compétition pour faire un reportage. C'est ma première rencontre avec Hugues Nicolas. Nous nous sommes donné rendez-vous sur mon terrain d'entrainement dans le Parc de la Madone. Je me sens mal à l'aise devant la caméra et je stresse énormément durant l'interview. Nous tournons le reportage une bonne partie de la journée. Il est déjà 14 heures lorsque je rentre chez moi en fauteuil, je dois me préparer à manger. Je fais mes préparatifs dans la précipitation parce que je suis attendu à Monaco à 17 heures.

À mon arrivée, les organisateurs me dirigent vers une piste intérieure où je peux faire mon échauffement parmi d'autres athlètes. Les organisateurs me préviennent peu avant 18 heures que je dois me tenir prêt pour prendre le départ. Je suis fatigué, le déroulement de la journée m'a épuisé physiquement et mentalement. Me tenir debout ce matin pour le reportage et le stress pour arriver à l'heure m'ont vidé. Olivier et Johnny sont à mes côtés, de nombreux Mentonnais sont présents dans les tribunes, je les entends me soutenir. Johnny essaye dem'apaiser en me disant que je dois être léger comme un papillon. J'éprouve les pires difficultés à aligner plus de 200 mètres sans m'arrêter. Chaque mètre est un supplice pour mon corps qui souffre de ma mauvaise préparation.

Lorsque je passe la ligne d'arrivée, c'est une énorme déception parce que le challenge était d'améliorer mon temps. J'ai parcouru ces mille mètres en 19 minutes et 30 secondes. En rentrant chez moi, j'ai du mal à digérer ma contre-performance mais à 23 heures je regarde la rediffusion du reportage d'Hugues Nicolas sur France 3. Il est très touché par ma démarche et il a une sensibilité particulière. Il arrive à me faire dire ce qui est réellement important pour moi quand j'explique les raisons de mes actions insensées. C'est la première fois que j'annonce publiquement mon projet de rallier Le Havre à Menton. Hugues Nicolas le nomme "La diagonale du Fou". Au fil du temps et au travers de nos différentes rencontres, Hugues apprend à me connaître davantage. Je lui fais totalement confiance et je me sens à l'aise avec lui. Hugues réalisera les plus beaux reportages de mes différentes actions.

Mon prochain objectif est une nouvelle tentative d'améliorer ma distance sur la « No Finish Line de 2008 ». Je reprends l'entrainement pour améliorer ma marche et mon endurance. Je contacte Hugues pour médiatiser ma participation à cet événement. Il me demande s'il est possible d'inclure dans le reportage un discours médical de la part de mon médecin. Le Dr Sornay, sans aucune hésitation accepte d'intervenir. Il ne m'a encore jamais vu marcher.

Au cours des différentes prises de vue il observe ma marche pendulaire et me fait la remarque que mes épaules sont beaucoup trop sollicitées. Ma hanche bloquée par la calcification fait que je ne peux pas pousser mon bassin vers l'avant et trouver un point d'équilibre qui me permette de relâcher et de soulager le haut de mon corps. Je suis constamment dans l'effort parce que mon corps part vers l'arrière. Pour éviter la chute je dois faire un mouvement de bascule rapidement pour me retrouver en appui à l'avant sur mes béquilles. Je m'épuise trop vite et c'est une des raisons pour lesquelles je n'arrive pas à avoir de l'endurance. Nous allons également sur le port de Monaco interviewer l'organisateur de la No Finish Line.

Devant la caméra, Philippe, l'organisateur, salue ma tentative en tant que sportif lui-même. Mais durant mes deux premières participations, il m'avait vu souffrir et il ne pensait pas en réalité que je puisse atteindre mon objectif. Après l'interview,il me prend à part et me dit "Joe, je suis un coureur de l'extrême, je fais des courses de cent kilomètres et je sais ce que l'effort veut dire. Tu ferais mieux d'abandonner l'idée parce que tu ne sais pas l'effort que tu vas avoir à fournir. Tu devrais arrêter de médiatiser quelque chose d'irréalisable, passe à autre chose". Je suis debout sur mes béquilles, sur le port de Monaco et je regarde ce sportif de haut niveau d'un air dépité essayer de m'empêcher de croire en la réalisation de mon objectif.

You Tube / Joe Kals - Association - 2008- 1000 m Herculis
You Tube / Joe Kals - Association 2008

Cette année-là, ma troisième participation à la « No Finish line » se solde par un échec. Le temps n'est pas clément, il pleut continuellement. Johnny n'est plus aussi disponible et je passe de longues heures à attendre qu'il puisse se libérer de ses obligations pour venir m'accompagner.

Le règlement m'oblige à être sécurisé par deux personnes sur le parcours, je suis dépendant de leur emploi du temps. J'ai fait 24 kilomètres en 7 jours, ce qui n'est pas pour me rassurer sur ma capacité à faire « le Havre-Menton ». Sur le chemin du retour, je suis épuisé et déçu.

Les paroles de l'organisateur ont accentué mon doute et Johnny va d'un seul coup me surprendre par une réaction virulente. En pleine circulation, il stoppe net la voiture et il me dit en hurlant de le regarder droit dans les yeux. Il me débite tout un tas de reproches sur mon mode de fonctionnement. Je suis lessivé, incapable de réagir et de lui répondre. Je lui fais juste remarquer que les voitures klaxonnent parce qu'elles ne peuvent pas nous dépasser et que nous devons repartir. Je pense qu'il rejette sur moi ses propres incapacités à gérer sa vie.

À partir de ce moment je ne vois plus Johnny comme un "fou génial". Il se sent trop investi à mon égard d'une mission d'accompagnement qu'il s'est attribuée, pensant être devenu depuis le Parc de la Madone, mon coach spirituel. Lorsqu'il m'accompagne devant les médias il se donne le statut de coach ou d'entraineur alors qu'il n'en a pas les compétences.

Par la suite, nos contacts se limitent à de simples échanges téléphoniques. Dans son délire de m'indiquer la voie à prendre dans mon projet, il ne se rend pas compte que pendant de longues minutes je ne suis même plus au bout du fil. Je dépose le téléphone, vaque à mes occupations et reprends le fil sans qu'il s'en aperçoive. Suite à des recherches qu'il a faites sur internet, il me communique les coordonnées d'un orthopédiste qui est à la pointe de l'utilisation du carbone dans les prothèses et les orthèses. Je me rends dans les ateliers d'Artificiel à Saint Laurent du Var et je fais la connaissance de Jean-Charles. Je vais faire de nombreux essayages avant la réalisation définitive de mon appareillage. La grande nouveauté est l'emploi intégral du carbone et une semelle en carbone formée à mon pied. Elle est rattachée par un vérin à l'orthèse et elle se glisse dans la chaussure sous mon pied. Elle permet de relever la pointe de mon pied vers le haut à chaque pas afin d'éviter toute accroche. Ce système me permet de chausser des baskets avec une semelle souple, un monde de différence avec mes anciennes bottines orthopédiques. Je fais un pas de géant.

Au mois de décembre 2008, Olivier ouvre sa salle de musculation et ma préparation physique va prendre une autre dimension. Je viens m'entraîner tous les jours. Je me rends à sa salle en fauteuil ce qui me fait parcourir six kilomètres aller-retour.

Au début de l'année 2009, Moses mon compagnon de 16 ans commence à maigrir. Il perd progressivement tous ses muscles et Werner son vétérinaire diagnostique un cancer du foie, qui empêche son organisme d'assimiler la protéine. Il perd l'ouïe et devient aveugle. La nuit je l'entends se cogner partout et il devient incontinent. Lui qui avait été si beau, si musclé, n'a plus que la peau sur les os.

Au mois de mai, sa santé se dégrade totalement et je ne peux plus le laisser souffrir. Je prends la décision qui me semble la plus juste, celle de mettre un terme à ses souffrances. Un jeudi après-midi de ce début du mois de Mai, nous descendons tous les deux une dernière fois la vallée du Borrigo, puis nous longeons tranquillement le bord de mer pour atteindre l'esplanade Francis Palmero. Là, se trouve une grande étendue de pelouse et après avoir reniflé le gazon, Moses s'allonge sous un palmier... Je descends de mon fauteuil pour m'allonger contre lui. Je suis couché sur le dos, il met sa tête sur mon ventre comme il a l'habitude de le faire. Je mets ma main sur sa tête, je revis tous les moments marquants que nous avons partagés. Je reste une heure avec lui, à l'ombre, il fait très chaud et il y a un léger petit vent.

Après ce moment, nous passons dans le centre de Menton, je m'arrête avec lui une dernière fois au Caffe Italiano où comme à son habitude il se couche en plein milieu du passage. Mon ami Marco le Corse est là. Je lui annonce que Moses vit ses derniers instants. Il se propose de m'accompagner chez le vétérinaire dans la vallée du Careï. En remontant les jardins, Moses se cale comme toujours dans mes roues et Marco avec son téléphone se tient en retrait et filme la scène. Je n'ai jamais souhaité voir les images de cette vidéo. Nous arrivons chez Werner et Marco fait ses adieux à Moses. Werner me dirige dans une pièce dans laquelle je n'ai jamais été depuis que nous le consultons. Il installe Moses sur la table d'auscultation et l'allonge.

Quand je me sens prêt, Werner lui injecte un somnifère pour l'endormir. Puis Moses reçoit l'injection qui arrête son cœur. Je tiens sa tête entre mes mains et Werner me dit que c'est fini. Il me laisse seul avec lui. Je me mets à pleurer de rage devant l'injustice que représente cette séparation. Moses m'a donné chaque instant de sa vie et je me retrouve orphelin de lui. Werner me propose de l'incinérer.

Deux semaines après cette journée je reçois une petite boîte en pin qui contient les cendres de Moses. À partir de ce jour je ne verse plus jamais aucune larme, je garde de Moses tous les bons moments qu'il m'a fait vivre. Encore aujourd'hui dans les rues de Menton, les gens me parlent de Moses, Mo pour les intimes.

Chapitre 14

Les plus grosses angoisses de ma vie de paraplégique sont les escarres, les infections urinaires et l'hospitalisation. Pour espérer prendre le départ du « Havre-Menton » dans les meilleures conditions physiques possibles, maintenant que je me retrouve seul sans Moses, je peux envisager une opération chirurgicale. Je dois me faire retirer cet amas osseux qui s'est formé et qui soude ma hanche droite. Je fais savoir au Docteur Sornay que je suis prêt à subir l'intervention. Il me propose de consulter un chirurgien au CHPG de Monaco, sans évoquer de raison, celui-ci refuse de pratiquer l'opération. Après de nombreuses recherches, le Docteur Sornay m'obtient enfin un rendez-vous début septembre avec le professeur Trojani qui exerce à l'hôpital de l'Archet à Nice.

Je décide de me présenter à la consultation debout sur mes orthèses pour lui faire comprendre toute ma détermination. Je rencontre un homme souriant et jovial. Je lui parle de ma calcification osseuse, des douleurs neurologiques qu'elle entraine depuis 27 ans et la raison pour laquelle je veux la faire retirer. Il est vraiment impressionné par le fait qu'un paraplégique réussisse à se mettre debout et de la folie que je veux entreprendre. Il accepte de m'opérer et me dit que ce n'est pas un acte chirurgical très lourd, que tout se passera bien. Nous fixons la date de l'opération au mardi 20 Octobre 2010.

Je continue à m'entrainer chez Olivier jusqu'à la veille de mon hospitalisation. Johnny me conduit à l'Archet et je me retrouve dans une chambre depuis laquelle j'aperçois les sommets enneigés des Préalpes. Une jeune et jolie infirmière, responsable de l'étage d'orthopédie du professeur m'explique le déroulement de mon séjour. Je vais être hospitalisé une dizaine de jours. Le soir, angoissé, je m'endors difficilement mais je suis certain d'avoir pris la bonne décision. Je dois en passer par là pour pouvoir réellement commencer à envisager de vivre mon rêve. L'opération est prévue à dix heures du matin mais je dois finalement patienter jusqu'à seize heures.

Dans la salle d'opération, l'anesthésiste me parle, me dit de respirer tranquillement dans le masque qu'il vient de me poser sur le visage et me dit que tout va bien se passer. Je pars, dans une sensation de flottement, de bien-être. Je me réveille le lendemain en début d'après-midi. Je suis dans ma chambre, quelque chose a changé, quelque chose est différent, je ne ressens plus aucune douleur au niveau de ma hanche droite. Cette douleur m'accompagnait depuis 27 ans, c'est celle qui me réveillait en pleine nuit et qui m'empêchait de vivre. J'ai cette sensation de légèreté, de goûter enfin à une vie sans douleur, elle ne conditionnera plus jamais mon existence. L'infirmière me dit que je dois me mettre debout dès le lendemain. C'est pour cela que l'on m'avait demandé d'emmener mes béquilles et mes orthèses avec moi. Je suis étonné de la rapidité avec laquelle les choses se déroulent, je suis obligé de leur faire confiance. Mon séjour dure dix jours et comme le chirurgien me l'avait dit, tout s'est bien passé.

Je dois maintenant faire ma rééducation à Vallauris, j'y suis transféré en ambulance. Le complexe hospitalier est vétuste, en le visualisant en noir et blanc, j'ai l'impression d'être dans un vieux film des années trente, c'est lugubre. On m'emmène au troisième étage dans une chambre où le sol usé, en vinyle, est trempé à cause d'une fuite au niveau du lavabo. La seule chose positive est une terrasse avec une vue imprenable sur une pinède et au loin le bleu de la méditerranée. Je demande à l'infirmière où se trouvent les toilettes, elle m'amène devant une porte et me dit "c'est là". Il n'y a qu'une seule toilette pour tout l'étage composé d'une trentaine de chambres. La porte est verrouillée quand elle s'ouvre, une femme en sort, nous laissant voir un lieu souillé du sol au plafond. Mon intention est de quitter directement cet endroit et dès le lendemain je vais signer une décharge parce que je ne veux pas vivre dans cet environnement, je souhaite rentrer chez moi. Je suis étonné parce que j'ai l'impression qu'il y a plus de jeunes filles touchées par une section de la moelle épinière que de garçons, alors qu'en 1982 dans le centre de rééducation en Belgique, il n'y avait seulement que 2 filles pour 48 garçons.

Deux jours plus tard, le samedi vers midi, je quitte le centre de rééducation de Vallauris. L'ambulance me dépose à Beausoleil chez mon médecin traitant. Après la consultation, le Docteur Sornay me propose de me reconduire chez moi. En chemin nous nous arrêtons à Roquebrune Cap Martin "Au paradis de la glace" il m'invite à engloutir deux grands pots de "Fiore di latte e fragola", chacun ! Je fais appel à une infirmière pour me faire tous les jours le changement des pansements à mon domicile et je commence mes séances de rééducation avec un kiné.

Dans Menton les gens s'étonnent du débit de paroles que j'ai, je suis dans l'euphorie, moi qui d'habitude suis calme et ne parle pas trop ... Quelques personnes s'aventurent à me demander si je ne suis pas sous l'effet de quelques substances illicites parce que je suis complètement différent, exalté et euphorique. Complètement désinhibé, je suis direct avec les femmes qui me plaisent, elles sont surprises et choquées. Je me réveille d'années de souffrance vécue au quotidien ...

À la fin du mois de novembre lors d'une séance de kiné durant la manipulation de ma jambe droite, j'entends un bruit étrange qui provient de ma hanche. Les fils de la cicatrice viennent de lâcher, elle est pourtant propre et saine. Je commence à saigner et je me rends en urgence à l'Archet, je me fais recoudre la plaie béante. Le médecin me dit que ce sont des choses qui peuvent arriver et je rentre chez moi. Je dois prendre des doses massives d'antibiotiques pour éviter toute infection.

Vers la mi-décembre mon état de santé se dégrade et je commence à vomir de la bile. J'ai d'atroces douleurs à l'estomac, cela fait une semaine que je suis alité et depuis quelques jours, je n'arrive plus à manger. L'infirmière qui vient tous les jours me faire les soins m'oblige à me rendre à l'hôpital, nous sommes le 31 décembre. À bout de force et dans un état second, les pompiers m'emmènent aux urgences de l'hôpital de la Palmosa à Menton. Je suis transféré le 1er Janvier 2010 à l'Archet dans le service orthopédique dans un état d'inconscience. J'ai une dernière vision en ouvrant une fraction de seconde mes yeux, les draps sont rouges, je baigne dans une mare de sang. Je n'ai plus la notion du temps, de l'espace, de la vie. Si j'étais resté seul chez moi 24 heures de plus ... aujourd'hui je ne serais plus là pour vous raconter cette histoire.

Le personnel de l'hôpital fait venir en urgence ma famille pour me dire un adieu, ma mort est proche. Je ressors après avoir passé cinq mois, alité sans avoir pu me lever une seule fois, ni bouger. Morphine, cortisone et tout ce que je ne sais pas m'est passé dans le corps. J'ai passé une bonne partie de ce temps dans la pénombre à ne plus pouvoir respirer à plein poumon. Je n'ai plus que la peau sur les os, je suis incapable de pousser mon fauteuil roulant, incapable de soulever un verre d'eau pour boire. Le chirurgien est très partagé à l'idée de me laisser ressortir pour rentrer chez moi. Il me questionne sur la réalisation de mon projet qu'il suppose totalement compromis. Je lui rétorque que je vais reprendre les entraînements, me préparer et traverser la France du Nord au Sud.

En prenant appui sur les deux roues de mon fauteuil, je suis incapable de soulever mes fesses du coussin, rien ne se produit. Les transferts de mon fauteuil au lit ou sur les toilettes, je les vis avec l'angoisse de la chute à chaque fois. À plusieurs reprises n'ayant aucune force dans les bras, je tombe lourdement au sol. Incapable de me hisser sur le fauteuil, je reste des heures entières, allongé sur le carrelage au sol, à dormir pour récupérer de l'énergie. J'ai toujours géré ma vie de paraplégique seul, je me refuse à l'idée de demander de l'aide et encore moins d'aller dans un centre de convalescence. Je me rends au centre-ville pour remplir mon frigo, je mets des heures interminables pour me rendre au supermarché distant d'un kilomètre de chez moi. Je m'essouffle au moindre mouvement, je n'arrive plus à avancer. Je reste de longs moments sur place pour récupérer, je ferme les yeux et je me laisse caresser par les rayons du soleil, je me sens revivre, je reviens de très loin.

À chaque coin de rue, je croise des personnes que je connais. Je perçois dans leurs yeux tout le désarroi qu'ils ont de me voir comme ça. À chaque fois les mêmes questions :"Cela faisait un moment que je ne t'avais plus vu, qu'est-ce qu'il t'est arrivé mon Joe ?" J'explique et je finis toujours par leur dire que je vais traverser la France debout. J'ai le teint gris, les yeux creusés, je ne suis plus qu'un sac d'os et je réalise toute la peine qu'ils ont pour moi.

À plusieurs reprises, je détourne la tête lorsque j'aperçois des yeux qui se remplissent de larmes. Je retourne chez Olivier qui me fait reprendre tout doucement les entraînements de musculation. Je n'ai jamais de ma vie autant touché physiquement le fond, je constate que moi qui suis droitier, j'ai plus de force dans le bras gauche. Je m'épuise très rapidement, je suis fatigué, un gramme représente une tonne ... Olivier me motive, me persuade que je vais retrouver toute mon énergie, me rassure. C'est lors d'une séance d'entraînement que je fais la connaissance d'Anne qui me suggère de créer un site internet. Elle me présente à un de ses amis Niçois qui conçoit mon site, il réalise également un court métrage pour expliquer ma démarche.

https://www.youtube.com/watch?v=VKuAjK4W-NE&t=352s

Plus d'un an et demi va s'écouler avant mon départ en direction du Havre. Durant tout ce temps, la construction se fait progressivement. Je prends de nombreux contacts avec différentes entreprises, des politiques pour obtenir un soutien financier dans la mise sur pied de mon projet à vocation humanitaire. Je me retrouve confronté à des personnes qui me prennent pour un fou, ce que je peux comprendre.

Une parution dans le Nice Matin va sensibiliser la population Mentonnaise et une commerçante de la place du marché me demande l'autorisation de se présenter en mon nom auprès des autres commerçants. Elle réussit à récolter cinq mille euros en très peu de temps. Je contacte Hugues Nicolas qui réalise à nouveau un très beau reportage pour appuyer ma démarche.

Tous ces passages dans les médias ... et toujours aucun retour. Je réussis à impliquer dans ma démarche un retraité de la PAF, Fabrice. Il me tient pourtant des propos par rapport à une expérience qu'il a vécu en Afrique noire dans un cadre humanitaire, qui ne me plaisent pas du tout. C'est la seule personne qui s'est proposée suite au bouche à oreille.

On me parle souvent du maire d'Eze quivoudrait briguer la députation du département, il a installé une permanence dans le centre de Menton. La commerçante va d'abord m'obtenir un rendez-vous à la mairie de ma ville, l'entretien restera -sans suite. C'est acculé, que je me décide deme rendre juste un peu avant le départ pour le Havre au début du mois d'août, voir Monsieur Cherki.

Au bout de cinq minutes d'entretien, le maire d'Eze me fait sans hésiter un chèque de cinq mille euros. Il me traite de fou mais il aime mon esprit d'entreprise. Ce chèque me permet d'envisager d'engager une attachée de presse. Me revient alors en mémoire le fait que Hugues Nicolas a auparavant travaillé dans l'événementiel sur Paris. Je le contacte et au travers de son directeur de station à Antibes, il me communique trois noms.

Un samedi après-midi en quittant la salle d'entraînement, je compose les trois numéros et pour chacun d'entre eux, un répondeur. Je me dis que la première personne qui me contactera, sera celle que je choisirai. C'est Valérie Leseigneur une normande qui a ses bureaux sur Paris. L'entretien téléphonique me donne beaucoup d'espoir, mon discours et mon projet l'emballent. En plus, elle a un ami très proche qui s'appelle Philippe Streiff, tétraplégique, il travaille au gouvernement et est en charge des personnes handicapées. Je lui parle de mon budget restreint, elle me dit qu'exceptionnellement, sensibilisée par ma démarche, elle me facturera par mensualité. Pour qu'elle puisse commencer à travailler, je lui règle directement une première tranche de deux mille cinq cents euros. Pour les cinq mois qui sont envisagés pour mon périple, je signe un contrat de douze mille cinq cents euros.

Je m'étais fixé comme première date de départ le 5 juin 2011 pour marquer la commémoration de mes 29 années de paraplégie. Par manque de financement, je repousse au 15 juillet 2011 avec comme possible slogan : " Hier le 14 juillet, nous avons fait la fête ... que faisons-nous à partir d'aujourd'hui pour que l'année prochaine chacun d'entre nous puisse faire la fête." Je repousse encore au 10 août 2011. Cette date est le jour de ma naissance 50 ans plus tôt, elle est la date ultime. Franchir ce cap symbolique de mon existence, être debout pourmoi à ce moment-là, est le plus beau cadeau que je puisse me faire. Si rien ne se débloque financièrement pour cette date, cela signifiera que la vie ne veut pas me laisser faire et elle doit avoir ses raisons. J'aurai tout tenté, jusqu'à mettre ma vie en danger pour essayer de sensibiliser la société et créer l'urgence d' une recherche pour les générations futures.

J'ai signé un contrat de location de cinq mois pour le camping-car avec un coût mensuel de trois mille euros. J'ai payé le premier mois, obtenu deux mille euros d'un riche industriel Egyptien par l'intermédiaire de Raphaëlle, sa thérapeute. Les cinq mille euros des commerçants Mentonnais et les cinq mille euros de Monsieur Cherki. Mille cinq cents euros du Rotary club de Menton et mille deux cent cinquante euros de la société des autocars Cianciulli. Le premier mois pour les futures prestations de l'attachée de presse sont réglées.

Je quitte Menton le 7 août 2011 avec environ six mille cinq cents euros pour cinq mois sur la route ... Quinze mille euros pour la location du camping-car et douze mille cinq cents euros pour l'attachée de presse, plus tous les autres frais et les imprévus. Je devrai solutionner ce problème d'argent en même temps que je marche. Je suis seul dans la construction de mon défi malgré la prise de contact avec une association de para/tétraplégique à laquelle je propose de transférer l'argent récolté au cours du périple une fois les frais de fonctionnements déduits, de mentionner leur existence dans toutes mes interviews puisque nous avons un objectif commun.

La contrepartie pour eux est de prendre contact avec des chercheurs et de les faire venir sur les conférences de presse que je donnerai dans les grandes villes. Je ne peux définir de parcours précis parce que je ne sais pas combien de kilomètres je vais pouvoir tenir et je fais un tracé à l'aide de Google map, ne tenant compte d'aucun critère, ce n'est qu'un tracé théorique.

Je ne peux pas déterminer la distance que je vais pouvoir parcourir chaque jour, je ne fais aucune demande d'autorisation puisque je ne peux donner à aucune mairie une heure exacte de mon passage à un endroit précis. Je sollicite un soutien auprès des Ostéopathes de France, qui enthousiastes me demandent mon parcours et les dates approximatives de mon passage. Ils me proposent des séances d'ostéopathie gratuites tout le long de ma traversée de la France. Je tente une aventure qui est une première mondiale, mise sur pied avec des bouts de chandelle, financée en quelque sorte sous une forme de mendicité. Je n'ai aucun point de comparaison avec des tentatives antérieures. Je n'ai jamais rêvé de pouvoir marcher plus de quelques jours.

À Menton, lors de mes entraînements debout en extérieur, je m'arrêtais tous les cinquante mètres à bout de force. Je n'étais pas capable de me déplacer plus de cinq kilomètres par sortie et cela me prenait une journée entière. Je pensais que rien que le fait d'oser entreprendre une pareille folie ferait venir à moi les médias. Jusqu'alors, je pensais que le manque de volonté au niveau de la recherche médicale pour une réelle et totale réintégration à "une vie normale", venait d'un manque de communication. Que cette urgence verrait le jour quand la société serait informée de l'insupportable horreur physique et morale, vécue au quotidien suite à une section dela moelle épinière.

En 1982, le neurologue du centre de réadaptation, où je suis resté hospitalisé treize mois, me disait que la recherche sur la réparation d'une section de la moelle épinière avançait tellement vite que pour le début des années 90, la solution serait trouvée. Pour preuve, ils faisaient remarcher des rats et des singes en laboratoire après leur avoir sectionné la moelle épinière.

En 2011, les chercheurs refont toujours marcher des rats et des singes en laboratoire. Que s'est-il passé durant ces trente dernières années ?

Chapitre 15

Le dimanche 7 août 2011, nombreuses sont les personnes présentes, suite à mon invitation lancée dans Nice Matin, à venir marcher avec moi symboliquement sur les 400 mètres qui séparent le Casino du bas du Borrigo. Le 1 er dimanche de chaque mois, le bord de mer est fermé à la circulation automobile, c'est une tradition, instaurée depuis quelques années à Menton. Je ne m'explique pas la raison pour laquelle je me retrouve au milieu de la circulation à être un danger pour les usagers de la route, à créer un bouchon ...

Fabrice et moi mettons deux jours à atteindre Le Havre par l'autoroute et étrangement, par deux fois il me répétera que le jour où je serai prêt, il m'expliquera le vrai sens de notre passage dans cette vie ... il m'apprendra au cours du trajet, qu'il reçoit un enseignement, qu'il paye très cher, d'êtres élus et supérieurs ... décidément, je les attire les gourous !

Le 10 août 2011 à 8 heures du matin, on se retrouve devant la mairie du Havre, je ne peux plus me poser de question, je dois aller au charbon. Je fais mon échauffement musculaire appuyé contre le camping-car, c'est une journée idéale, le ciel est bleu. Des personnes commencent à arriver au compte-goutte, mon attachée de presse m'a délégué sa jeune assistante. Elle a contacté la presse locale, les associations, les élus. Il n'y a que peu de personnes présentes mais ce n'est que le début, il me reste encore tout à prouver. Devant la mairie, J'ai une interview de France 3 Haute Normandie et ils me signalent qu'ils feront des images tout au long de la matinée pour une diffusion à 19 heures.

https://www.youtube.com/watch?v=atKrGIhwWMg

Pour le démarrage de cet incroyable défi, j'ai la chance d'avoir un temps magnifique. En plus, le grand axe pour quitter le centre du Havre normalement saturé par la circulation est totalement désert. Ils terminent la mise en place du nouveau revêtement de la chaussée, c'est un billard tout beau, tout neuf ...la vie me déroule le tapis rouge. Je suis né le 10 août 1961 et au moment où je m'arrête à 19h30, je fête mon entrée dans une nouvelle décennie. Je m'offre le plus beau cadeau que je puisse me faire ... réaliser l'impossible, quelle sensation, quel sentiment, quel bonheur ! J'enchaîne les kilomètres et tous les soirs je « tague » à la bombe de peinture au sol, le total parcouru depuis le Havre. La campagne, les torrents de pluie qui s'abattent sur moi le long de la Seine et sous le regard des automobilistes roulant en sens inverse, ils ont le visage collé à leur pare-brise, les yeux en forme de bille ... Trempé jusqu'aux os, je continue, malgré la peur de la chute à chaque appui sur mes béquilles, la blessure voire pire, la fracture.

À Rouen, je vais faire la deuxième chute de mon périple. J'ai rendez- vous dans les studios de France Bleu Haute Normandie qui sont situés le long des quais de la Seine. Les locaux sont inaccessibles, ils me proposent de réaliser l'interview par téléphone. Je me dirige vers une barrière pour prendre appui et ainsi me libérer les mains. Juste quelques pas avant de l'atteindre, je me soulève et je me bloque en suspension à la verticale entre mes deux béquilles. J'ai une totale absence au niveau de l'attitude à adopter et je chute lourdement en arrière, heureusement sans gravité aucune. La journée suivante, je vais avoir une couverture pour mon passage à Rouen par France 3 Haute Normandie, grâce à mon attachée de presse qui suit ma progression.

https://www.youtube.com/watch?v=yfAJGCxKcWo

La rencontre avec Dany et Christophe, va être une rencontre essentielle durant la première partie de la traversée. Ils se sentent concernés, leur fils de 21 ans a eu récemment un accident de moto qui lui a sectionné la moelle épinière. Cet accident bouleverse la vie de toute la famille et Alexandre, leur fils, est très fortement impacté par cette situation, à laquelle il n'avait jamais imaginé devoir être confronté un jour.Sensibilisé par mon discours, Christophe m'incite à ouvrir une page Facebook "joe kals" et il se charge de la création ducompte.

Je ne l'avais jamais envisagé mais après 40 jours depuis le départ, je me rapproche de la capitale. La connaissance du parcours de mon accompagnateur est un atout considérable pour franchir sans aucun incident toutes les embûches. Fabrice me suggère d'atteindre les Champs Elysées en marchant de nuit et ainsi éviter de créer des problèmes de circulation. Je prends la décision de l'écouter même si mon objectif est surtout d'être vu et d'interpeller les passants par ma démarche.

Nous avons rendez-vous pour une grosse conférence de presse à l'hôtel Marriott sur les Champs Elysées. Nous sommes les invités de l'hôtel qui nous héberge pour une nuit. Le lendemain en fin de matinée a lieu la conférence de presse dans une petite salle. Je me tiens debout, appuyé contre un mur face à un public restreint.

Il y a quelques médias, pas aussi nombreux que ce que j'aurais espéré. J'ai parcouru 229 kilomètres à la seule force du buste pour arriver là et pratiquement personne. Il y a deux personnes en fauteuil roulant qui se sont présentées comme étant là à la demande de l'association que je promotionne depuis le début du parcours. Des chercheurs paraplégiques, pourquoi pas ... ils sont au centre du problème. Au cours de mon discours improvisé, je les invite à se joindre à moi pour qu'ils parlent de la recherche. La femme en fauteuil s'approche et prend le micro que je lui tends pour m'entendre juste dire qu'elle me félicite pour mon exploit ... je reste sans voix, où sont les chercheurs pour soutenir la démarche et ainsi ensemble promouvoir le besoin de financement pour accélérer la recherche. Après les interviews en salle, BFM et France 3 île de France me demandent de sortir marcher pour avoir L'arc de triomphe en arrière-plan, je m'exécute.

https://www.youtube.com/watch?v=xmehRgUhVYM&list=PL63CC14FB204503D8

Je rencontre pour la première fois physiquement mon attachée de presse, Valérie Leseigneur. Je lui signifie ma déception par rapport à la prouesse réalisée et le peu d'impact en retour, le peu de média. Elle me répond de ne pas me décourager, qu'au plus loin j'irai dans ma marche, au plus les médias viendront. Et mon arrivée à Menton sera l'apothéose, ma ville sera noire de monde, la planète entière convergera à cet endroit. Je reprends ma marche le lendemain vers le sud en passant par Maison Alfort dans un total anonymat.

Les tensions avec Fabrice deviennent mon quotidien, il essaie de prendre le contrôle de ma personne quand je termine mes journées, épuisé par l'effort fourni. Il me sent dans un état de faiblesse extrême, sans aucune énergie et c'est ce moment-là qu'il choisit pour s'engouffrer dans la brèche. Cela devient un combat quotidien contre mon organisme, contre cet humain manipulateur et toutes les autres difficultés. Je suis seul ... Avant de quitter Menton, il m'avait proposé de prendre en charge la formation d'une équipe de chauffeur, de créer un planning pour se relayer. Sauf, qu'au fur et à mesure du parcours, les personnes ayant donné leur consentement se désistent. Il se retrouve seul à devoir assumer tous les remplacements et cela devient compliqué pour lui. Lors du passage par Créteil, une femme s'arrête pour me féliciter et Fabrice saute sur l'occasion pour suggérer à cette inconnue de continuer la route avec moi ... tout ça sur un ton tout ce qu'il y a de plus sérieux

Après avoir dépassé Auxerre, sur la route qui mène à Clamecy, entre l'heure du midi je retire mes chaussures et j'ai les deux pieds en sang. Après 420 kilomètres et trois mois sur les routes, je commence à avoir des ampoules, je n'ai plus de peau pour recouvrir mes pieds, la chair est à vif.

Heureusement pour moi si je puis dire ... cela fait 29 ans que je n'ai plus aucune sensibilité aux niveaux des membres inférieurs ! Fabrice s'approche de moi pour voir et il me dit : « Ça ne sent pas bon mais alors pas bon du tout ». J'imagine qu'il jubile intérieurement sans rien laisser transparaître et il poursuit en me disant :"C'est pour toi l'occasion de sortir la tête haute de cette histoire, tu invoques une blessure comme raison de l'arrêt" Je suis tourmenté, j'ai la sensibilité à fleur de peau.

Avoir réussi à parcourir 420 kilomètres et devoir songer à abandonner. Je le regarde, il ne peut pas s'empêcher d'afficher sa satisfaction et je commence à l'insulter, je pète les plombs. Il retourne s'assoir au volant et démarre en trombe. Pied au plancher, il roule comme un fou sur des départementales très étroites. On frôle à plusieurs reprises l'accident, rien n'est fixé dans le camping-car, tout vole dans tous les sens, l'appareil photo en tombant explose en mille morceaux. On parcourt ainsi 180 kilomètres pour atteindre Dijon, il me laisse sur un parking et prend le TGV pour rentrer sur Menton. N'ayant plus d'eau ni d'électricité, je suis obligé de louer pendant une semaine une chambre d'hôtel face à la gare. L'incertitude me gagne, les doutes m'envahissent ... ai-je réalisé tout ça pour en arriver là. J'alerte tout mon réseau de connaissance pour me sortir de cette situation, c'est Christophe qui me rejoindra pour redémarrer et m'accompagner durant trois jours.

Une autre belle rencontre va se produire, Gilbert originaire de la Drôme, habite Nyons le pays des olives. Cette aventure va prendre une dimension humaine supérieure, toutes les personnes qui vont se relayer jusqu'à Menton sont pour moi de parfaits inconnus, des rencontres qui n'auraient jamais eu lieu si je n'avais pas tenté cet exploit.

À Clamecy dans la Nièvre, je fais la connaissance d'Isabelle et David. Cette rencontre marque le début d'un accompagnement régulier. C'est perturbant et en même temps agréable de marcher avec de nombreuses personnes qui accompagnées d'enfants, me soutiennent pour me faire franchir la pire des difficultés de mon parcours, la montée du lac de Pannecière dans le Morvan. Une autre rencontre capitale va se produire un peu avant mon arrivée à Lyon. Suite à la création de mon compte Facebook, j'ai de nombreux contacts avec des témoignages qui sont terriblement poignants. Séverine communique régulièrement avec moi depuis qu'elle a vu le reportage réalisé par TF1 et diffusé le 21 novembre pour relater ma tentative.

https://www.youtube.com/watch?v=a_sC7mjObjA

Son mari Manu est pompier au moment de son accident. Après une garde de 24 heures en rentrant chez lui dans les monts du Lyonnais, sa voiture glisse sur une plaque de verglas et il part en tonneau en dévalant un ravin. Il est tétraplégique, il n'a plus l'usage de son corps. Heureusement pour lui, il va avoir une récupération progressive mais partielle. Il va réussir à se tenir debout et se déplacer sur de courtes distances avec beaucoup de difficultés. Séverine me propose de m'héberger mon équipe et moi, elle m'avoue qu'elle veut aider son mari à sortir de sa dépression. Elle craint à chaque fois qu'elle le laisse seul pour partir travailler, de le retrouver mort en rentrant ...

Mon passage en mairie de Lyon, me fait faire un discours à côté de la personne en charge du handicap pour Lyon et sa région. Cette femme se vante des actions menées en faveur de l'accessibilité, à un moment elle se met à parler de la trentaine d'enfants qu'ils placent dans des fauteuils tous les mois. Cette action mensuelle est censée faire comprendre toutes les difficultés de vivre en fauteuil roulant.

Comme si le problème de la para/tétraplégie se délimitait juste à une position assise ... est-ce que le simple fait de mettre un soutien-gorge et de me promener ainsi dans les rues, me ferait comprendre toutes les difficultés d'être une femme dans notre société pour moi qui suis un homme... ?

https://www.youtube.com/watch?v=ySWeJ_t39wk

En Décembre 2011, suite à ce passage en mairie, je suis surpris du nombre de personnes présentes sur la Place Bellecour à Lyon, pour ma traversée de la ville.....parmi elles, Delphine me fait forte impression dans sa compétence à gérer la circulation...logique du fait qu'elle est réserviste de la gendarmerie...Très touchée par ma démarche, elle me rejoindra régulièrement sur le parcours pour me sécuriser et m'accompagnera jusqu'à Menton.

Ma rencontre avec Séverine et Manu m'ouvre la possibilité de rentrer dans le monde des pompiers avec l'opportunité unique d'avoir accès aux sanitaires des casernes. Depuis le départ du Havre, je me lave dans l'évier du camping-car avec restriction d'eau vu la faible réserve dont dispose le véhicule. À partir de Lyon, je reste tous les soirs un temps infini sous l'eau bouillante de la douche, le bonheur pour ma tête et mon corps.

Dans la région d'Avignon, je marche avec des vents soufflants dans mon dos à 100 km/h. La gestion de mes jambes qui sont emportées, poussées par les bourrasques me font craindre le pire. Je réussis cependant à mettre ce vent à mon profit, à me décrisper pour laisser partir mes jambes. Je ne contracte plus mes abdominaux ou très peu. Je joue, j'utilise la force du vent malgré l'énorme risque ...

Ça sent bon le sud pour moi, toute l'appréhension que j'avais d'avoir un hiver rigoureux dans le centre de la France s'est estompée. En 2010, l'année en principe où je devais entamer ma marche à travers la France, il y avait un mètre et demi de neige dans le Morvan, ce qui m'aurait bloqué sans aucune certitude de pouvoir reprendre. Un arrêt prolongé m'aurait fait perdre toute ma condition physique, ma tonicité musculaire. L'hiver 2012 a été aussi rigoureux que celui de

2010 avec un mètre et demi de neige. Et l'année de mon passage en 2011 à Château chinon, il y avait un grand ciel bleu, un grand soleil et une quinzaine de degrés. Bien souvent je ne me considère que comme un outil d'une volonté bien supérieure à la mienne.

L'étape des mille kilomètres se rapprochent, elle se situe sur le rond-point de l'aviation à Salon de Provence. C'est une conception qui me dépasse totalement, je n'arrive pas à réaliser que moi, simple petit humain, je me prépare à concrétiser ce qu'aucun humain n'a jamais réalisé auparavant. La télévision sera là pour immortaliser ce moment, de nombreuses personnes de Menton sont venues pour fêter avec moi ce passage hautement symbolique : 1000 km à bout de buste en équilibre précaire avec à chaque pas le stress de la chute.

https://www.youtube.com/watch?v=H2IZJYMVvDY&t=15s

Hugues Nicolas me rejoint à la caserne de Salon de Provence pour réaliser des images, des interviews. Elles sont prévues pour être diffusées les quatre jours précédant mon arrivée à la destination finale, un reportage différent chaque jour. L'accueil à la caserne est tout simplement exceptionnel d'humanité, en plus j'ai une interview en direct par téléphone pour la BBC Rio de Janeiro. Ma voix, mon discours sont diffusés en direct de l'autre côté de la planète, c'est fou. Je vais également être reçu par les élus qui officient à la mairie de Salon. J'éprouve beaucoup de fatigue, mon discours choque certaines personnes présentes dans la salle. Je suis persuadé que les gens ne sont pas là pour porter de jugement mais plutôt se concerter pour agir, je fais mon discours sans aucune retenue, ni tabou pour la parfaite compréhension de la raison pour laquelle il faut agir avec urgence.

Je reprends la route après tous ces moments festifs, c'est avec difficulté que je redémarre. Je suis dans le sud et une vague de froid s'abat sur la région. Je marche dans la campagne pour rejoindre Aix en Provence, mes mains sont brûlées par le froid, les températures sont négatives. Je souffre de ce froid, j'espère que mes pieds qui sont toujours à vif depuis la Nièvre, ne vont pas s'abîmer encore plus. En passant par le centre d'Aix en Provence, je longe des fontaines complètement gelées. Je continue ma route et au bout d'une énorme descente, j'aperçois Brignoles. Cette route me permet de découvrir un paysage d'hiver que l'on a davantage l'habitude de voir dans le nord que par ici, j'angoisse de glisser sur une plaque de verglas. Nous sommes hébergés dans la caserne des pompiers de Brignoles, accueil exceptionnel encore. Le maire de Brignoles est communiste, il me reçoit en mairie pour que je puisse exposer et faire comprendre la raison de ma démarche insensée. Là aussi, l'accueil est chaleureux et empreint de respect pour mondiscours. On reprend la route en direction de Fréjus et j'ai France 5 qui réalise un magnifique reportage pour illustrer le thème du handicap dans le magazine de la santé.

https://www.youtube.com/watch?v=etvtvNWwF-U

Je commence à ressentir la méditerranée, la vague de froid est désormais derrière moi.

Après la pause du midi au Muy, en descendant du camping-car, il y a deux jeunes femmes qui me disent qu'elles ont contacté mon attachée de presse pour connaître mon jour de passage. Elles veulent m'accompagner sur une journée dans mon exploit. Je suis troublé par Sophie, une des deux femmes. Elle est très belle, terriblement féminine et cette douceur qu'elle a dans la voix me fait littéralement fondre. Que c'est beau une femme ...

Je reste malgré tout concentré sur ma démarche, je me dis que c'est peut-être vraiment à partir du sud que les choses vont commencer à se débloquer. À Fréjus, je tague au sol les 1191 km que j'ai parcouru de la Manche à la Méditerranée. Il n'y a que les personnes qui m'accompagnent ce dimanche de fin février pour fêter cet événement qui aurait dû en toute logique marquer l'histoire de l'homme. Je me pose encore énormément de questions ce jour- là, quelle est la raison pour laquelle je n'arrive pas à susciter le moindre intérêt de la part de notre société. J'aurai malgré tout, les félicitations d'un touriste Italien qui passait par là par hasard. J'éprouve une énorme fatigue mentale, la désagréable sensation que rien ne naîtra de ma démarche. C'est avec la rage au ventre que je vais entreprendre le difficile passage des Adrets. Je connais bien cet endroit magnifique pour m'y être rendu souvent. Je suis tellement dans la rage que je vais franchir cet obstacle que j'imaginais insurmontable, en totale décontraction. À partir de Villeneuve Loubet, j'ai la chance d'avoir la police municipale qui me sécurise.

Durant des moments de bien être lors de mon passage en Ardèche, marchant en toute décontraction, j'ai l'idée d'impliquer des personnes en les invitant à venir marcher avec moi sur 5 km. Tout me vient à l'esprit comme une évidence, cela se déroulera à Nice sur la promenade des Anglais. J'intitule l'événement : "Le soleil de minuit" pas au mois de juin dans le grand nord mais ici dans le sud le 17 mars par une nuit noire. J'imagine une marche aux flambeaux, sur la route entre l'aéroport et le Negresco, pour rendre ce point lumineux visible depuis toute la galaxie. Il représente symboliquement notre envie et l'espoir de créer un avenir meilleur pour les générations futures. Mon combat pour changer une fatalité en une simple banalité, ne faire d'une para/tétraplégie qu'un état transitoire, un peu comme une mauvaise grippe que l'on a vite fait d'oublier ...

https://www.youtube.com/watch?v=W_kJD-VzxaY

Il me reste six jours pour atteindre le point final, ne pas tomber, ne pas chuter parce que la réussite de mon exploit ne se réalisera que lorsque j'aurai franchi la ligne d'arrivée virtuelle. Villefranche, Beaulieu, Eze, Cap d'Ail, Monaco, Roquebrune Cap Martin, je connais cette route par cœur pour l'avoir parcouru des centaines de fois en Handbike. J'atteins la limite de Menton le 22 mars 2012 et deux belles Mentonnaises, Sandrine et Rosanna me signent à la bombe de peinture mon kilométrage parcouru. Ce soir-là, comme promis par Hugues Nicolas, est diffusé le dernier volet d'une série de quatre reportages ... Magnifiques, inoubliables !

https://www.youtube.com/watch?v=dAi8MGhM3-I&t=227s

Le samedi 24 mars au matin, je me rends sur la ligne de départ pour cette dernière journée d'un périple de sept mois. Le tague, sous le Panneau signalant l'entrée de Menton, a disparu, il a été effacé. Je suis étonné mais malgré la beauté de l'œuvre d'art éphémère, cela devait sûrement faire un peu désordre ...

Il y a de nombreuses personnes présentes, la foule grossit de plus en plus, c'est impressionnant. Menton ma ville de cœur n'a pas délégué un seul policier pour sécuriser l'événement, le retour se passe exactement comme le départ. Je suis au-dessus de la mesquinerie de certains, je me venge gentiment, créant la pagaille au niveau de la circulation en marchant au milieu de la route du bord de mer. Je m'arrête au casino pour l'heure du midi. Après un repas et un moment de repos, je passe par le centre et la rue piétonne.

J'arrive rapidement à Garavan et Olivier, mon Olivier mon préparateur me demande de ralentir parce que Monsieur le Maire ne pourra être à la frontière que pour 17 heures. J'ai marché 1300 km, annoncé mon arrivée et je dois attendre que Monsieur le Maire puisse se libérer un samedi en fin d'après-midi ... J'aperçois un camion rouge de pompier arrêté sur le parcours, gyrophare et sirène hurlante. Les cinq pompiers me saluent, brandissant leur casque doré, je suis très touché. Ils me signalent que normalement c'était des dizaines de véhicules de pompier qui devaient se trouver là si le maire n'avait pas appelé le préfet du département pour faire interdire la haie d'honneur. Ils me disent qu'à la signature de leur contrat, il était mentionné qu'ils se devaient d'être apolitiques. Ils ont prétexté un feu de poubelle pour justifier la sortie du camion. Ils sont conscients qu'ils vont avoir un blâme en rentrant mais qu'ils ont la fierté de leur mission et de faire partie de la race des hommes. Respect Messieurs, grâce à vous jamais je n'oublierai qu'il existe encore des hommes ...

J'arrive à la frontière et après 1304 kilomètres, j'inscrits pour la dernière fois à la bombe de peinture rouge : "1304 km pour l'humain de demain" .

Une soirée est organisée sur un parking avec la vieille ville de Menton en toile de fond. La mairie a gracieusement prêté et mis en place un podium pour le discours. Remise pour moi symbolique des clés de la ville par Monsieur le Maire. Un discours émouvant du sponsor principal qui m'a permis la réalisation de cet exploit humain. À mon tour, je me saisis du micro pour un long monologue pour essayer en quelques longues phrases de retracer toute une aventure ... La soirée se termine sur le concert de David et de son groupe, venus spécialement de Clamecy pour l'événement. Ils interprètent en ouverture une première mondiale, une chanson qui m'est dédiée et qui retrace « Le Havre - Menton » ...

https://www.youtube.com/watch?v=z9U6jVm_Vxs

Lors de ma soirée d'arrivée, durant mon discours sur le podium, j'annonce, que je serais heureux de partager un moment convivial, à Dolceacqua en Italie au restaurant Il Borgo, pour acter et prolonger l'euphorie de l'acte accompli. Je leur vante la meilleure pizza du monde et un rouge de production locale pour les faire venir. Je donne rendez-vous à toutes les personnes pour le lendemain matin au stade Rondelli à Menton. C'est une journée magnifique et ensoleillée, une chaleur printanière qui met en valeur les montagnes, le paysage contraste avec le plat et le bleu de la Méditerranée. J'ai réservé le 1er étage du restaurant, heureusement… nous nous retrouvons une bonne centaine.

Nous prenons la direction de l'Italie et passons à l'endroit où la veille, j'avais tagué pour la dernière fois de mon périple" **1304 km pour l'humain de demain"**, sur le sol. L'endroit est totalement laissé à l'abandon, des détritus jonchent le sol, depuis la suppression de la frontière ... En passant en voiture, je regarde instinctivement ... je constate que mon tag a été effacé au karcher, en une nuit...Je suis totalement dépité et réalise alors que le maire a dépêché du personnel de mairie en urgence, un soir de weekend pour effacer mon tag, pourquoi ...? Tout à mon euphorie, je suis dans une autre dimension, je ne mesure pas la portée de l'acte.

On se retrouve comme prévu, dans la salle à manger du restaurant, à l'étage. Tout le monde, partage avec moi ce bonheur intense...avoir réussi l'irréalisable...Gilbert est reparti chez lui, la veille à Nyons, mon frère, mon ami me manque terriblement à ce moment. L'annonce de son départ au cours de la soirée, m'avait laissée une sensation bizarre, je suis à fleur de peau, dans l'émotion, tout est amplifié dans la démesure. Au cours de ce repas, mon attachée de presse m'annonce ravie, que je dois me préparer à rencontrer Elise Lucet, pour les " 5 dernières minutes" du journal de13h de France 2, le mardi suivant.

Nous passons l'après-midi en petit comité, sur la plage des Sablettes, pour savourer, ensemble le chemin parcouru depuis Clamecy dans le Morvan, jusqu'à Menton. L'atmosphère est pesante, nous prenons conscience que l'aventure se termine...que ce que nous avons partagé est unique et en même temps, fragile. Le soir venu, chacun retourne à sa vie.

Pour ma part, je me retrouve à dormir une dernière fois dans le camping-car, à la caserne des pompiers du haut Careï...Dernier repas dans le réfectoire avec les pompiers et David, derniers échanges, avec ce corps de métier exceptionnel qui m'aura accueilli avec mon équipe, depuis Lyon.

Le mardi matin, nous prenons le premier avion, Easy Jet, pour Paris...Je suis épuisé, j'ai le contrecoup de toute cette aventure, physiquement et mentalement, je ne me sens pas au top pour tenir un discours cohérent. Après cette dynamique de l'effort depuis ces sept derniers mois, mon intention est de convaincre de la nécessité d'intensifier la recherche sur les conséquences d'une section de la moelle épinière.

Arrivé dans le studio, devant une baie vitrée immense qui doit faire au moins 7 mètres de haut sur 20 mètres de long, le contraste entre le ciel bouché et noir est flagrant avec la lumière blanche de l'éclairage artificiel des spots. La vue est magnifique. L'ambiance intérieure très feutrée, je suis écrasé par la chaleur des éclairages de studio. Les techniciens fourmillent tout autour. Je quitte mon fauteuil roulant pour m'asseoir, dans un fauteuil, ce qui s'avèrera une erreur de communication, car j'apparais à l'écran comme quelqu'un de valide.

Elise Lucet annonce l'interview du jour, elle me nomme et vient s'asseoir en face de moi. Elle a des cheveux très courts, blonds, de grands yeux ...et une voix très douce. Elle me présente, parle de ma démarche et commence l'interview. J'ai tellement de choses à dire que j'en deviens confus, je veux absolument argumenter dans un minimum de temps, sur l'urgence de trouver une solution réparatrice à une section de la moelle épinière.

Pour le retour en fin de journée en direction de l'aéroport, pris dans les bouchons Parisiens, nous arrivons cinq minutes après la fermeture des enregistrements pour le dernier vol de cette compagnie low cost.

J'ai beau expliquer que je suis réveillé depuis quatre heures du matin, que je suis épuisé, que mon corps me fait souffrir à force d'être assis mais rien n'y fait. Ils ne peuvent pas faire exception au règlement et nous proposent de prendre le premier vol à destination de Nice le lendemain matin. Je n'ai pris aucun matériel de rechange pour gérer mon handicap et ses dysfonctionnements, je ne peux me permettre de ne pas rentrer ce soir-là. Je suis épuisé, dans la douleur et nous allons payer au prix fort l'achat en dernière minute d'un billet sur Air France du fait des cinq minutes de retard.

L'avion prend son envol à 23 h, David et moi avons la surprise de nous retrouver à être les deux seuls passagers de ce gros transporteur. Nous partageons le récit du « Havre-Menton » avec l'équipage de bord, enthousiasmé et surpris du peu de couverture médiatique, ils n'en avaient jamais entendu parler ...

https://www.youtube.com/watch?v=VBLn1LqD6s0

La journée du mercredi est consacrée au nettoyage et la remise en état du camping-car avec David avant de le déposer le jeudi, chez le loueur à Cuneo, en Italie. Je regarde David se démener et frotter la carrosserie du camping ... je me sens impuissant et spectateur. Les autocollants mentionnant les sponsors ont protégé celle-ci durant sept mois des rayons UV et il faut rattraper le blanc original sur toute l'énorme surface. Son implication me met mal à l'aise car je n'ai la sensation que de recevoir ...

Le vendredi matin, le jour de son retour vers Clamecy, David m'apprend qu'il compte s'arrêter dans les monts du lyonnais chez Séverine et Manu ... Sans réfléchir, je lui propose de l'accompagner. J'éprouve le besoin de prolonger la complicité qui s'est instaurée entre nous, la coupure est vraiment trop brutale pour moi.

Une réunion est organisée par tous les gens qui m'ont suivis. Ma venue est une surprise totale... Emotion des retrouvailles... soirée très intime, inoubliable.... Je découvre un tas d'anecdotes que je ne connais pas, une histoire différente de celle que j'ai vécue. Je n'ai pratiquement vu que le bitume, de peur de tomber durant ces sept derniers mois, subi ma paraplégie, ils ont partagé mon histoire... mais moi, je n'ai pas vécu la leur.

Le lendemain, tout le monde m'accompagne au départ du tgv « La Part Dieu-Menton »...Une fois installé, je perçois à travers la vitre, l'émotion intense, dans les yeux de tous ces gens qui m'ont accompagné, la prise de conscience que cet instant marque définitivement... la fin de l'aventure "le Havre-Menton"...

Chapitre 16

Je me retrouve seul, à Menton, avec un terrible sentiment de solitude.

Ces sept derniers mois ont été intenses. Je ne dors plus,.. Je ne rêve plus ...je m'interroge, pourquoi mon action n'a pas débouché sur une prise de conscience, plus importante ...? Comment faire comprendre à la société qu'une section de la moelle épinière entraîne des souffrances physiques, des douleurs neurologiques et morales ? Qu'est ce qui n'a pas fonctionné ? Je plonge dans un tourbillon qui me fait souvent penser que je touche à la folie, c'est quand même la première fois dans l'histoire de l'humanité, qu'un paraplégique avec une section complète de la moelle épinière se met debout et parcourt 1304 km à la seule force du buste, en marche pendulaire...

Je décide de réagir. Je suis restée en contact avec Delphine qui est attachée de recherches cliniques au CHU de Grenoble et connaît certains rouages de la recherche médicale. Elle me propose de me donner de son temps et de reformer le bureau de l'association "Joe Kals» en en devenant la secrétaire. On a des échanges quasi journaliers, par téléphone ou Skype.

Elle parcourt régulièrement plus de 1000 km aller-retour pour venir travailler sur les dossiers avec moi à Menton.

Elle s'investit beaucoup, contactant le milieu de la recherche, s'interrogeant notamment sur la raison du manque d'intérêt de mon action. Je l'incite à contacter la société de gestion de la Tour Eiffel, LA SETE (Société d'Exploitation de la Tour Eiffel), pour l'obtention des autorisations. À mon arrivée sur Menton, pour ma dernière journée de marche, j'avais le pressentiment que rien ne ressortirait de mon exploit, de mes discours... c'est pour cela que sans réfléchir, j'annonçais le jour même que j'allais gravir la Tour Eiffel à la force du buste et du mental.

En parallèle, Hugues Nicolas, de France 3 me contacte. Il me fait savoir que le Service Communication de l'OGC NICE l'a sollicité pour m'inviter un samedi après-midi, à prendre le micro lors de la mi-temps du match OGC Nice-Troyes du 13 avril 2012, pour faire une présentation de ma démarche. Je ne peux refuser mais j'hésite à avoir à prendre la parole devant autant de personnes. Je cabre mon fauteuil sur deux roues pour pouvoir rouler sur le gazon, je me rends dans le rond central du terrain au côté de l'animateur qui me tend le micro après m'avoir présenté. Au moment où je prends la parole, un silence de cathédrale se fait. Le servicecommunication du club m'expliquera ensuite, que réussir à captiver l'attention de tout un stade est exceptionnel.

https://www.youtube.com/watch?v=plZFmwiXfro

On recontacte Valérie Leseigneur, mon attachée de presse pour mettre au point la couverture médiatique de l'évènement, "Tour Eiffel". C'est lors de cet entretien téléphonique, qu'elle nous annonce avoir décroché un plateau télé sur la cinq pour l'émission "revu et corrigé" de Paul Amar.

Je demande à mon préparateur physique Olivier Amalberti, de m'accompagner à Paris, pour l'enregistrement de l'émission, je tiens à faire connaître ses compétences hors normes. Nous prenons le premier avion vers 7h. Delphine nous rejoindra depuis Grenoble en tgv.

Le 21/04/2012, nous nous retrouvons dans le studio, de France Télévision, en public, pour moi c'est la première fois. Je quitte mon fauteuil et m'installe sur une banquette à côté d'Olivier.

C'est une nouvelle erreur de communication en termes d'image mais je me sens tellement mieux en dehors de mon fauteuil roulant. Le mobilier et sol sont d'un blanc immaculé, en complet contraste avec les couleurs du public, sur un fond noir. En présentation de mon projet, est projetée une courte vidéo du développement de la marche des paraplégiques avec un exosquelette.

La fatigue du voyage, l'attente dans le studio et la projection de ce film me déstabilisent complètement.

La première question de Paul Amar : 1304 km ...pourquoi un tel défi ? Durant une fraction de secondes, j'hésite à lui répondre...."Mais Mr Paul Amar, peut-être pour vous ou un de vos proches? Après tout, seuls les invertébrés peuvent prétendre ne pas se sentir concernés." Au lieu de cela, totalement dans l'émotion, j'essaie de me justifier. L'exosquelette doit-il être la seule promesse d'avenir ?

Cette émission sera diffusée le 5 mai, un samedi après-midi. Entretemps, je suis contacté par le Conseil Général, pour me remettre "la médaille du Mérite du Conseil Général". Un court instant, j'ai l'intention de refuser, mais le maire d'Eze, Mr Cherki, me convainc d'accepter..." ils peuvent être force de soutien pour mes futurs projets".

Le Conseil Général me propose de m'envoyer une voiture. Rendez- vous est pris devant le Casino Barrière de Menton, à 13h. Stéphane Cherki me propose de m'accompagner. Une grosse berline aux vitres teintées et intérieur cuir, nous attend...Le chauffeur en descend, me propose de m'installer puis de s'occuper de mon fauteuil. Nous arrivons à Saint-Laurent du Var, siège du conseil général. L'accueil est très respectueux, tout le personnel vient me saluer et me félicite pour mon exploit. J'arrive à la salle de "présentation presse". Elle est immense et noire de monde. Sont présents, outre Mr Ciotti, président, Mme Giudicelli, Vice-Présidente du Conseil Général et Sénatrice, qui m'accueille à ma grande surprise très chaleureusement.

Une vidéo du Conseil Général immortalise ce moment, à savoir la remise de la Médaille, par Mr Ciotti, qui à mon grand étonnement se félicite devant l'assemblée et les médias de m'avoir soutenu avant et pendant "le Havre Menton" et précise qu'il continuera de me soutenir dans mes futurs projets. Je me résigne à accepter sa mise en avant, espérant que ces belles paroles seront bien suivies d'effet.

L'heure de mon discours étant arrivée, je remercie sincèrement Stéphane Cherki pour son soutien, sans lequel le projet n'aurait pu être lancé. Je n'ai pas de discours, préparé, je compte sur l'émotion qui est la mienne pour faire passer mon message. Je raconte mon périple du « Havre-Menton », avec beaucoup de pudeur. J'ai tellement de choses à dire que j'ai parfois la sensation d'être confus. Je raconte mon parcours, la souffrance qui a été la mienne pour réaliser un tel exploit ayant comme unique but de mettre en lumière une condition d'existence qui n'est souhaitable à personne et donc de relancer la recherche sur la section de la moelle épinière.

Durant le retour vers Menton, je signale à Stéphane. Cherki, que contrairement à la promesse de la Maison de La Literie et Auto reflex, dont j'ai porté les logos sur des tee-shirts et le camping-car depuis l'établissement de la facture, rien n'a été perçu par l'association Joe Kals. Il me propose de contacter les sociétés. La Maison de la Literie fera le nécessaire, au contraire d'Auto Reflex dont le gérant se refuse à tout règlement, malgré l'envoi d'une facture de 2000 euros du fait qu'il a cédé sa société.

Depuis l'arrivée du « Havre-Menton ».je ne dors plus, je reste éveillé des nuits entières, me demandant quel support de communication je vais pouvoir utiliser pour arriver à sensibiliser et fédérer la société autour de mon projet. Je commence à entrevoir l'ébauche d'une action se déroulant sur "HERCULIS" à Monaco meeting d'athlétisme international au stade louis II.

J'avais sur HERCULIS 2008, suite au 1000 mètres du Mentonnais, réalisé un temps de 19,30mn sur un kilomètre. Je prends rendez-vous à la FMA (Fédération Monégasque d'Athlétisme), avec le responsable pour lui proposer de créer l'évènement sur HERCULIS 2012, dont l'intitulé serait " les hommes les plus rapides de la planète, amène un paraplégique à faire un record du monde sur un 100m" L'idée serait de prendre le départ, en fin de meeting, avec les cinq plus rapides hommes de la planète, pour un 100m symbolique. Devant un stade plein, une fois la ligne d'arrivée passée, je pourrais exposer en prenant le micro et faire connaître les raisons de ma démarche.

Mon euphorie est de courte durée devant le scepticisme qui m'est opposé, ils n'ont aucun pouvoir de décision et il me propose de me rapprocher de l'IAAF (International Association of Athletics Federations) dont le siège est à Monaco. Il me laisse entrevoir une lueur d'espoir du fait qu'ils fêtent cette année-là les 100 ans de la création de l'IAAF. Je fais remarquer que c'est grâce au développement des connaissances physiologiques sur le sport, qu'un paraplégique a réussi un exploit unique au monde, se déplacer debout à la seule forcedu buste.

Je rédige un long courrier à l'IAAF, pour appuyer ma demande. Rejet, par retour de courrier, trop compliqué et irréalisable...parce que... les sponsors. Les agents...les athlètes...trop difficiles à convaincre, en fait. Je leur réponds qu'il n'aurait pourtant suffit que de 5 mn pour changer la vie de futurs lésés médullaires.

Je retourne vers Didier Boinon, un des responsable de la FMA, pour lui proposer departiciper malgré tout aux 1000m, juste avant le meeting...ilme répond qu'il ne peut pas prendre le risque que je sois bousculé par quelqu'un, par mesure de sécurité. Pourtant 4 ans auparavant, je l'avais réalisé juste avant le meeting, sans que ça ne pose de problèmes. Il me propose de faire le meeting à 13h, J'accepte tout en lui faisant remarquer que le stade sera peu rempli...il me répond " c'est à prendre ou à laisser".

Le jour du meeting, le 20 juillet, Delphine m'accompagne à Fontvieille au stade Louis II. À 13h, le soleil est au zénith, l'air irrespirable, il fait très chaud... J'étire mon "psoas" (c'est le muscle qui permet la station debout, il fait la liaison entre les lombaires et l'intérieur du bassin) pendant une demi-heure..

Entretemps, Delphine, en tant que secrétaire de l'association se déplace auprès du speaker, pour qu'il mentionne ma tentative de record du monde sur 1000m. On me presse de prendre le départ devant un stade vide. Les premiers clubs participants courent le 1000m. Je prends le départ sur la ligne extérieure de la piste. Je transpire énormément...je dégouline littéralement, du sol remonte une chaleur accablante. Je parcours cependant les 2 tours et demi du stade, la rage au ventre...sans aucun temps d'arrêt. Passé la ligne d'arrivée, Delphine, demande mon temps, mais les organisateurs lui disent avoir arrêté le chrono, lorsque le dernier valide de ma course a franchi la ligne.

Elle est totalement dépitée par la symbolique du geste, mais heureusement instinctivement elle avait enregistré l'heure de départ avec exactitude ce qui permit de calculer mon temps exact : 14mn30. Je dépasse les 4km/h ce qui équivaut pratiquement à la vitesse de marche d'une personne valide. Je reste en position debout pour récupérer...on me remet une médaille, un tee-shirt...et deux invitations pour le meeting du soir, me signalant au passage "que je pourrai ainsi voir des sportifs de haut niveau". Je décide de ne pas assister à la soirée, mon moral en a pris un coup, je demande à Delphine de rentrer chez elle à Grenoble...Je m'enferme chez moi, pendant 3 jours... je me rends compte que combattre l'humain est bien plus dur que le dépassement de soi ...

Durant ces 3 jours, je fais la connaissance par Skype, d'une brésilienne de 27 ans, Sabrina Ferri. Elle est superbe, sa beauté, ses traits traduisent une grande sensibilité et une grande intelligence Tétraplégique, suite à une chute de 6m de haut.

Elle vit à Porto Allègre qui se situe au sud du Brésil. Elle gère son entreprise durant la semaine et tous les week-ends elle se rend avec ses amis à Praia da Rosa au bord de l'Atlantique. C'est lors d'un de ces séjours que se produit cet incident qui bouleversera sa vie.

Au Brésil, sur la plage, se pratique une balançoire très populaire pour adulte où la personne se tient debout sur une planche et s'agrippe aux cordes. Elle me raconte toute la scène parce qu'elle reste consciente durant toute la séquence. Elle m'explique qu'à un moment, arrivée au point le plus haut, elle a une absence peut être provoquée par la peur et elle lâche les cordes. Elle vit sa chute en direct consciente et sent l'impact de son corps qui s'endort immédiatement. Allongée sur le sable, les gens s'agglutinent, un mur humain s'érige autour d'elle ce qui ne lui permet plus que de voir un bout de ciel bleu, les visages lui apparaissent en contre-jour. Son corps est lourd, ne lui permet plus de faire le moindre mouvement. Libre dans sa tête et dans son corps elle vit sa vie de jeune femme indépendante et pleinement épanouie. Elle pratique le ju jutsu, une technique de combat ancestrale, à haut niveau et en compétition.

Elle m'explique qu'elle a pris connaissance de mon action en m'entendant à la radio au Brésil. Interview que j'ai donnée à la BBC Rio de Janeiro par téléphone depuis la caserne des pompiers de Salon de Provence. Lors de notre conversation, j'apprends que quatre personnes par jour se relaient pour la faire vivre, ne serait-ce que pour lui gratter la joue. Elle m'explique que le seul geste qu'elle peut réaliser seule est de promener le curseur sur son écran d'ordinateur grâce à la souris, incrustée sur la monture de ses lunettes.

Elle me confie qu'elle se retrouve tout à fait dans mon discours, mais que nous sommes trop peu nombreux à le faire savoir en société. Elle a la chance de pouvoir respirer sans appareil respiratoire au contraire de Christopher Reeves (superman). Du fait du manque d'activité, elle dort par séquence une à deux heures ... Elle me dit vouloir mourir, elle a demandé à son père de l'amener en Europe, pour qu'elle puisse bénéficier d'un départ assisté.

Ses yeux deviennent brillants, se remplissent de larmes. L'émotion est intense, s'imaginer se donner la mort alors qu'elle aime la vie. Elle ne se voit aucune perspective, aucun avenir. Que va-t-elle devenir le jour où ses parents, déjà très âgés, disparaîtront.

Son père refuse, cette conversation me fait prendre conscience et réaliser que certaines personnes ne peuvent rien faire...elles sont prisonnières de leur corps. Elle est mariée, mais suite à l'accident, malgré leur amour, elle demande à son mari de la quitter ... Son histoire me touche énormément, je souffre de sa situation parce que cela pourrait être la mienne. Nos entretiens réguliers me font comprendre l'importance de continuer mon combat, de ne rien lâcher.

https://www.youtube.com/watcj?time_continue=17&v=fADN
5gasrwU

À la télévision, j'assiste à la cérémonie d'ouverture des jeux paralympiques de Londres en 2012. Une jeune femme paraplégique, avec une lésion haute qui la prive de tout ce qui se trouve en dessous de sa poitrine, allume la flamme debout, maintenue et harnachée par un exosquelette. Son mari la maintient et la sécurise se positionnant derrière elle. Le speaker raconte l'incroyable parcours de cette jeune femme et l'exploit qu'elle vient de réaliser : prendre le départ du Marathon de Londres, parcourir chaque jour, 2,5 km pour finalement passer la ligne d'arrivée en 16 jours.

Cet exploit est exceptionnel, mais dû essentiellement à la robotique et la technologie, la démarche est une vitrine publicitaire pour le concepteur et fabricant d'exosquelette. Ce n'est pas un exploit sportif. Je comprends bien qu'il s'agit là de faire l'apologie des exosquelettes. Je ne me résous pas à ce que ce soit la seule solution d'avenir envisagée pour les futurs paraplégiques. Et lorsqu'au bout de quelques mètres de déplacement, la personne se salira parce qu'incontinente, la médecine lui proposera alors de faire une déviation, une colostomie, en plaçant une poche de récupération des matières fécales au niveau du ventre. Où place-t-on la dignité, la fierté humaine dont toute personne devrait pouvoir disposer. Un jour un ami me dit, pour relativiser les conséquences d'un acte que je veux entreprendre, un dicton populaire " Tu as un anus, on ne peut pas t'en faire un deuxième" ... la preuve que oui !!!

Je me rends compte que je suis bien seul dans mon combat. À savoir la prise de conscience de la réalité de quelqu'un qui vit avec une section de la moelle épinière. Je me sens de plus en plus isolé, mais plus déterminé que jamais. Plus tard, j'aurai la confirmation de ce que je pressentais alors.

Lors d'un entretien avec une sommité médicale, mondiale, alors que je pénètre dans son bureau, il temporise dans un premier temps avant de me serrer la main et me signifie que j'allais devoir changer de discours si je ne veux pas être mis de côté, écrasé au nom d'intérêts financiers. Par souci d'avoir un retour sur investissements, il est hors de question de partir sur une autre solution ..Dans l'avenir, l'amélioration de la condition de vie des accidentés de la moelle épinière, pour les vingt prochaines années passe par l'utilisation des exosquelettes. Dès lors, je comprends la forte médiatisation de cette jeune femme lors des jeux olympiques qui est aussi une vitrine commerciale...l'exosquelette doit être "la" solution. Bien sûr je ne dénigre pas l'importance des exosquelettes mais la position assise n'est que la partie visible de l'iceberg. Il faut compter aussi avec les infections urinaires, la gestion de l'incontinence qui empêche une réelle intégration, les escarres...etc.... D'où mon message sur l'importance de la recherche sur la moelle épinière.

À l'issue de l'aventure," le Havre-Menton", le jour de mon arrivée, à l'heure du midi, Yves, officier retraité de l'armée de terre fait circuler une pétition pour l'obtention de la Légion D'honneur...Suite aux évènements qui se sont succédé depuis mon retour à Menton, je refuse la pétition, je ne souhaite pas recevoir cette distinction. Je me heurte à son incompréhension,il est dépité car il avait commencé à recueillir beaucoup de signatures. Je lui explique ma décision, à savoir qu'à la Légion d'Honneur, je préfère de loin comme seule récompense, un réel engouement pour accélérer la recherche sur la moelle épinière.

Je retourne près de mon préparateur physique, Olivier, dans sa salle de musculation. À mon arrivée, belle surprise...il y a une énorme affiche de la Tour Eiffel, juste en face de l'appareil Technogym qui me sert à travailler le cardio, cela me motive pour attaquer l'ascension de ladite Tour. J'ai une drôle de sensation, je viens de réaliser un exploit le "Havre Menton", mais je dois reprendre la construction musculaire pratiquement à zéro, comme si rien de tout ce que je venais de réaliser n'existait. La seule différence c'est que les autres membres de la salle de musculation me félicitent, une sacrée reconnaissance qui me booste.

Je m'entretiens avec Delphine par Skype, pour qu'elle reprenne contact avec la SETE, le Monde de la Recherche, les politiques pour organiser avec eux l'ascension de la Tour Eiffel en Octobre 2012. Elle prend également l'initiative de réaliser, avec un imprimeur de la région Grenobloise, un livre de cinquante pages avec les plus importantes coupures de presse et les plus belles photos du périple, « Le Havre-Menton ». La présentation est magnifique, luxueuse et je lui demande d'en réaliser encore cinq. Mon intention est d'en remettre un à chacun de mes plus importants sponsors. C'est une fois les exemplaires entre les mains que je contacte chacun d'entre eux. Après de nombreux appels téléphoniques, à mon grand étonnement, je n'arrive pas à obtenir un rendez-vous avec le dirigeant d'une de ces entreprises, le plus important financièrement dans la réussite de mon exploit. Lors d'un séjour de Delphine à Menton, je lui demande de me conduire, sans avoir aucun rendez-vous, dans cette entreprise. Nous nous présentons dans les locaux qui se situent au rez de chaussée, les bureaux se situant à l'étageét sans ascenseur.

Au bout de cinq minutes d'attente, je vois le diregeant apparaître, totalement défait, il a le visage tout rouge. Je ne fais queconstater et lui dis « Bonjour Monsieur », il me rend le bonjour sur un ton très sec. Et d'emblée il me dit ; "Je ne supporte pas qu'on me dénigre", je ne comprends plus rien, je tombe des nues. Il me dit que quelqu'un, en qui il a cent pour cent confiance, lui a rapporté que je l'ai dénigré en société. "Mais Monsieur sans vous financièrement, je ne serais jamais arrivé à Menton ... et c'est ce que j'ai toujours dit à tout le monde et que je continuerai à dire. Je lui propose d'organiser une rencontre tous les trois, avec la personne qui lui a rapporté les propos que j'aurais tenu. Il me répond qu'il a entièrement confiance sur les dires de cette personne, qui est proche de lui. Je le regarde droit dans les yeux et lui dit ; " Pensez-vous,

Monsieur, que si j'avais été un menteur, un voleur ou un tricheur, la vie m'aurait permis de faire ce que je viens d'accomplir "... "Je suis venu vous remettre un livre que Delphinea réalisé avec les coupures de presse et des photos du « Havre Menton" Il le prend, l'entoure entre ses deux mains, le visagede plus en plus rouge, son "merci" est bref. Il me dit au revoir et remonte vers ses bureaux par les escaliers métalliques qui font résonner ses pas.

Je ne connaîtrai probablement jamais la vérité ni les pressions qu'il a subies. Je veux au travers de ces écrits qu'il sache qu'il a permis que soit réalisée une aventure humaine unique. Que son soutien dans mon action n'a pas changé la face du monde mais que notre association aurait pu être l'amorce d'un début de changement. Pas pour moi, mais pour les générations futures.Peu de temps après cet épisode, mon site internet est mis en ligne. Je continue d'y faire figurer le logo de son entreprise parce que ma démarche, le fait de pouvoir me regarder dans une glace, est plus important que tout l'or du monde.

http://www.joekals.com

Chapitre 17

Lors d'une séance d'entraînement en salle, en 2012/2013, je fais connaissance d'une professeure des écoles, Karine. Elle me demande l'autorisation d'entamer une action avec des enfants, d'intervenir dans sa classe, en vue d'un projet d'école sur la moelle épinière. En fait, je l'avais déjà croisée avant « Le Havre Menton », près de chez moi. Elle me voyait régulièrement en fauteuil roulant. Un jour où je fais des étirements, debout sur le rond-point devant l'école Anne Franck, elle m'aborde et me demande si j'ai subi une intervention chirurgicale, pour me tenir debout. Pour couper court à ce début de conversation, je lui réponds sèchement « non » et l'ignore tout en continuant mes étirements. Elle s'éloigne en me souhaitant une bonne journée.

Lors de notre rencontre à la salle de musculation, elle me dit avoir appris auprès de son fils, l'exploit que j'avais réalisé lors de l'aventure « Le Havre Menton ». Durant cette période, elle s'était totalement investie dans la rédaction de son mémoire, et n'avait pas du tout eu connaissance de mon périple. D'où l'intérêt pour elle de sensibiliser les enfants pour qu'ils deviennent les ambassadeurs des conséquences d'une section de la moelle épinière, auprès de leurs parents et de leur entourage. Je réalise que les paroles des enfants sur ce sujet, ont un impact bien plus important que mon propre discours.

Karine met en place une cagnotte. Dans une boîte, décorée du logo orange "Joe Kals" créé par David, les enfants m'expliquent qu'ils remplissent cette tirellire de multiples façons, en soulevant les coussins d'un canapé pour récupérer les petites pièces qui y sont tombées par exemple. Les enfants sont fiers de participer à mon combat qui leur semble évident...

L'école fréquentée par ces enfants est située dans le centre de Menton " La Villa Blanche". Je bois régulièrement un café au "Café Italiano" qui se trouve sur le parcours des enfants pour rentrer chez eux. Attablé devant mon café, je suis très touché par le regard pétillant des enfants qui m'aperçoivent et veulent à tout prix me présenter à leurs parents. Les yeux écarquillés, ils restent muets d'admiration, très impressionnés.

Les parents m'avouent qu'ils sont fiers de l'implication des enfants dans ma démarche. Grâce à leurs enfants, ils comprennent mieux la fonction et l'importance de la moelle épinière dans le corps. Je suis de plus en plus séduit par l'approche intelligente de Karine auprès des enfants, elle arrive à les motiver tout en leur permettant d'apprendre avec plaisir.

La sollicitude de Karine et des enfants m'apporte une bouffée d'oxygène. Jusque-là, j'ai l'impression que le temps m'échappe... je ne le maîtrise pas. L'impact suscité par ma démarche n'est pas à la hauteur de ce que j'avais espéré...Je m'épuise psychologiquement, je ne dors presque plus... je me réveille en pleine nuit ...je me rends compte que je suis révolté devant le manque d'intérêt pour mon action, et ne comprends pas pourquoi.

À la fin du mois d'octobre 2012, je prends l'initiative de contacter le président de la "No finish Line" de Monaco. Je lui expose de mon intention de participer à l'évènement annuel de Novembre du 17/11 au 25/11/2012, sur le Port Hercule. D'emblée il me dit que ce n'est pas possible, je ne comprends pas et lui en demande la raison. Il me répond que je risque de me faire bousculer, de tomber et de me faire mal. Je lui fais remarquer que pendant trois années consécutives, ils m'ont accueilli à bras ouverts, et qu'à ce moment-là, il n'a jamais été question de normes de sécurité ni d'accident. Il me fait comprendre que le taux de participation a beaucoup progressé par rapport aux éditions précédentes..à cela je rétorque pouvoir ne venir marcher que la nuit, pour éviter la foule. Fin de non-recevoir, son « non » est catégorique. Dommage, ma seule intention était d'améliorer mon record d'il y a trois ans. Je ne comprends pas son attitude. Le jour de la remise des prix, à la fin de la semaine de la manifestation, je me rends au pied du podium avec Delphine, venue de Grenoble, pour m'assister en cas de participation. L'accueil est glacial, malgré le soleil...L'organisation de la « No Finish Line » m'ignore totalement, pourtant en 2006, ils ont été témoins de ma tentative de parcourir la plus grande distance pour un paraplégique complet, ils m'ont même soutenu et étaient en admiration devant l'effort fourni.

Durant la remise de prix, les organisateurs passent et repassent sans un regard pour moi, je n'arrive pas à capter leur regard, un peu comme si je n'existais pas. Je m'attends à ce que le président signale ma présence en mentionnant l'exploit d'avoir réalisé « Le Havre Menton ». Mais rien de tout cela. La princesse Charlène descenddu podium, j'attends à ce qu'on me la présente...mais là encore rien. Je repars dépité, car je ne comprends pas. Je comprends juste qu'ils n'ont aucune envie de donner du poids à ma démarche.

Depuis ma première participation à la « No Finish Line », (2006) Albert de Monaco m'avait fait part de son admiration devant ma volonté de me verticaliser et m'avait même dédicacé au feutre noir, un tee-shirt blanc... "Vous êtes exceptionnel" À mon grand étonnement, depuis mon retour du "Havre Menton", je l'ai croisé deux ou trois fois, dans les mêmes conditions qu'auparavant, par contre le regard est dur, il me regarde une fraction de seconde et détourne la tête ... POURQUOI ?

Début décembre 2012, je suis appelé par le service des sports de la mairie de Beausoleil. Ils me proposent de participer à "La Course des Escaliers".(le 9 mars 2013). Il s'agit d'une course contre la montre de 458 marches, qui part du Marché de Gustave EIFFEL et arrive en haut de l'escalier Riviera. L'expérience m'intéresse, dans le cadre de la préparation à l'ascension des escaliers de la Tour Eiffel que je prévoie de faire en octobre 2013. J'y vois comme un bon présage. Rendez-vous est pris avec Delphine et la Direction du Service des Sports de la mairie, à la terrasse d'un café, sur la rue de la République, à Beausoleil. Je suis agréablement surpris par leur enthousiasme, leur envie de me voir participer à leur course. Depuis mon retour, c'est la première fois que je sens un tel engouement pour ma personne pour ma démarche.

Ils sont très prévenants et prêts à répondre à tous mes besoins. Je suis ravi mais aussi inquiet de la mise en garde de mon préparateur physique, Olivier Amalberti, sur le délai de préparation, pour lui trop court, qui peut entraîner un risque de blessure important. Je n'ai que 90 jours pour me mettre en condition physique. Depuis ma rééducation en 1982, je montais les escaliers en "marche arrière", mais là il me prévient que je vais devoir les monter de face, avec une béquille augmentée de dix centimètres par rapport aux béquilles que j'utilise habituellement pour la marche. Par effet de levier, en me soulevant à la verticale, cela me permet d'atterrir directement sur la marche suivante. Mon cerveau a intégré depuis le centre de rééducation, donc 31 ans, d'avoir à monter les escaliers en marche arrière. Ce changement comme tout changement est terriblement perturbant nerveusement et me demande de nombreuses séances d'entraînements en condition réelle. J'ai la chance, suite à une publication sur Facebook, où je sollicite de l'aide pour me sécuriser lors des montées d'escaliers, que de nombreuses personnes se proposent spontanément.

Je reprends les entraînements pour développer une puissance au niveau des triceps des épaules, des avants bras, des pectoraux, du dos, des abdominaux pour les préparer à une répétition.

Mes entraînements vont être quotidiens et intensifs, avec un travail de cardio sur le vélo à bras, debout. Je me découvre des capacités que je pensais inatteignables. Olivier me pousse dans une zone d'inconfort pour me faire progresser...En me retournant, je réalise le chemin parcouru, alors que je le pensais irréalisable.

Je recherche sur internet, une société de production, spécialisée dans les courts métrages afin de réaliser un reportage sur « La Montée des Escaliers ». Il s'agira de l'association Roquebrunoise LFD, dont la caméraman, Nathalie est une jeune femme très vive d'esprit et pleine d'idées. Nous nous rencontrons à de nombreuses reprises pour développer la communication la plus efficace possible au travers de courts métrages. Elle me propose de réaliser un portrait pour vulgariser et étoffer ma démarche auprès de la société au travers de mon site internet et You tube.

https://www.youtube.com/watch?v=Ohr_sAcY0oQ

De là le témoignage du Dr Sornay, qui me suit depuis onze ans, pour expliquer le côté médical de ma pathologie.

https://www.youtube.com/watch?v=VBLn1LqD6s0

Elle fait également une interview d'Olivier Amalberti qui relate tout le côté technique de la préparation nécessaire à la mise en place d'une première mondiale.

https://www.youtube.com/watch?v=yPiaMA3bEwQ

Je fréquente assidûment la salle de musculation d'Olivier. Du fait de la limite imposée par le temps, j'enchaîne les séances de musculation, du travail de cardio où je fais monter régulièrement les pulsations de mon cœur à plus de 190. Je pleure intérieurement du fait de ce que ces entraînements m'imposent comme souffrance, je me dois de dépasser mes limites, d'arrêter toute réflexion. Les pensées sont mes ennemies dans l'entraînement. Je touche, j'atteins un moment de magie où il n'est plus question de temps, où la conscience n'existe plus. Je me nettoie le corps et l'esprit. Je me construis mentalement et physiquement. Je dégouline et souvent quand je termine mes séances, les gens prennent peur pour moi par les traits d'épuisement qui sont perceptibles sur mon visage, j'ai le teint blafard. Et pourtant, je me considère comme un privilégié de la vie pour connaître cet état de grâce. Souvent, après ces séances, en redescendant la vallée du Carei pour rentrer chez moi, la fatigue aidant, je m'endors pendant quelques secondes sur mon fauteuil comme un vieux, mes paupières deviennent trop lourdes, je n'ai plus un gramme d'énergie. Et il me faut encore parcourir trois kilomètres pour arriver chez moi depuis la salle. Les entraînements dans les escaliers de Beausoleil s'enchaînent à chaque fois que quelqu'un peut se libérer pour m'accompagner. J'ai besoin de supprimer tout stress de la chute en arrière dans le vide, en ayant une personne qui me bloque le corps à chaque fois que je ressens une perte d'équilibre. Je me sens prêt, je me suis habitué à attaquer les escaliers de face, j'ai perdu toute appréhension. Olivier avait raison. Avec un travail de construction réfléchi, on peut atteindre ce qui peut sembler irréalisable, j'en suis la preuve vivante.

Quelques jours avant l'ascension, je contacte à nouveau Hugues Nicolas de France 3 Côte d'Azur, pour lui annoncer ma tentative du Samedi. Sans aucune hésitation rendez-vous est pris pour le vendredi matin qui précède l'événement.

Une réelle amitié et complicité sont nées entre nous depuis ma première participation à Herculis où il me traitait de fou quand je lui parlais de mon intention de traverser la France debout. Il nommait ça "La diagonale du fou" et il avait plus que raison. Avec le temps et la pratique, il connaît mon fonctionnement. Il parvient à me faire exprimer ce qui vient du plus profond de mon être, à faire émerger une émotion pure parce que vraie.

Dans cette interview, je parle toujours d'urgence à mettre en place une recherche, à la hauteur des réelles conséquences qu'engendre une section de la moelle épinière. On me parle d'exploit physique surhumain et moi je parle « d'outil » pour capter l'attention de la société. Une nouvelle fois, Hugues réalise un montage exceptionnel qui est diffusé le soir même au 19-20 régional et encore une fois le samedi de l'ascension au JT de midi.

https://www.youtube.com/watch?v=jtPXVbsKY9I

Delphine me rejoint la veille au soir du jour J, pour assurer ma sécurité durant la tentative d'ascension. Je me lève à cinq heures du matin pour essayer de me mettre dans une zone de confort au niveau de mes muscles grâce à l'électro stimulation et de mes intestins, la hantise de l'accident est toujours très présente. J'arrive confiant au bas des escaliers à 8h, le ciel est menaçant mais il fait sec. Je me verticalise contre une barrière, en appui je commence l’étirement de mes muscles psoas.

Sur place, on retrouve les Lyonnais qui sont venus en force. Il y a Manu et Séverine, leurs deux enfants. Valérie, la belle-sœur de Sévérine, et ses deux filles, Les Keo, un couple originaire du Cambodge, qui avait marché et assuré la gestion de la circulation à partir de Lyon. Peggy, une supportrice inconditionnelle des "gones" de Lyon et sa mère. Ils installent un stand pour vendre les tee-shirts "Joe Kals" et mettent l'ambiance. Karine, la maîtresse des écoles est également présente et elle est venue accompagnée de six enfants de sa classe. Chacun a revêtu le tee shirt avec le logo orange " Joe Kals", ils vont symboliquement me remettre un énorme chèque en carton de 1100 euros, somme qui est le résultat de la cagnotte organisée par les enfants.

Tout le stress disparaît, je me sens pousser des ailes pour attaquer les 458 marches. Nathalie de LFD, caméra à la main, immortalise ces images. Les personnes du service des sports de Beausoleil viennent me saluer et m'encouragent. Ils sont vraiment heureux de me voir participer à cet événement, je le ressens fortement. Il y a une foule de spectateurs amassée aubas des escaliers, les organisateurs me créent un passage.

Une fine pluie se met à tomber, j'appréhende ces marches qui sont irrégulières et glissantes. Faire bonne figure, ne pas me rater sur la première marche. "En avant Joe" le slogan des enfants retentit à mes oreilles et me donne le signal du départ. Geste parfait dans un contrôle total, j'atterris sur la première marche je sens Delphine qui me pousse le bas du dos, je ne comprends pas pourquoi elle fait ça.

À cet instant une odeur me remonte au nez, ce que je j'appréhendais le plus vient de se produire, mes intestins malgré toutes les précautions prises, me lâchent. Delphine en prend conscience et me dit de continuer, ce n'est pas grave.

On me compare souvent à un sportif de très haut niveau mais je réponds ; imaginez-vous un instant Usain Bolt ou un Zidane avoir à gérer, lors de leur entraînement ou de leur compétition, la crainte de l'accident et quand l'accident se produit avoir à continuer à évoluer au milieu des autres concurrents. Quelle serait leur capacité à garder une concentration pour avoir un rendement optimal ? Je suis dans une autre dimension que celle de l'effort pur, évacuer la pression engendrée par le fait de me savoir sale, la crainte que les personnes autour de moi réalisent, faire abstraction de ce sentiment d'humiliation. La pluie s'intensifie, mes mains se crispent sur la prise de canne et la rampe, j'ai peur de la chute, de la blessure.

Les personnes me suivent dans les escaliers, les enfants se tiennent la main et de leur bouche sort le slogan durant toute l'ascension. Les compétiteurs en passant à ma hauteur ont tous un mot d'encouragement, Nathalie enregistre un maximum d'images pour le futur montage. Pendant la montée, j'essaye de me préserver, de laisser un minimum d'énergie à chaque soulevée. Je pense depuis le début à ce passage difficile qui se situe à mi-parcours. Il y a une volée de marches dont la rampe s'arrête deux marches avant le sommet et je me retrouve à devoir utiliser les deux béquilles avec la nécessité d'avoir une réserve maximum d'énergie pour contrôler mon équilibre dans le vide sur ce passage compliqué.

Une bonne gestion de l'effort et l'euphorie aidant, ressortir victorieux de cette épreuve la sensation d'être sur le toit du monde, d'avoir réalisé l'impensable. Et exactement comme durant ma traversée du « Havre Menton », après avoir franchi les Adrets à Théoule sur mer, apparaît une belle blonde, cette fois ci aussi après avoir passé la pire difficulté de cette ascension, c'est Magali.

Nos regards se croisent, on échange un sourire et je reprends ma marche en avant vers le sommet, plus rien ne pourra m'arrêter. La pluie s'accentue encore, je suis trempé jusqu'aux os. Une dernière volée avant de passer la ligne d'arrivée, un dernier effort que les marches les plus hautes du parcours m'imposent. Je finis la course des escaliers de Beausoleil, 458 marches en 58 minutes.

J'imagine à ce moment-là, ne pouvoir faire de la Tour Eiffel qu'une bouchée sous de meilleures conditions, 1665 marches sous les 4 heures. Je pense être armé pour pouvoir mettre la pression sur la SETE (Société d'Exploitation de la Tour Eiffel) en prouvant ma capacité en termes de sécurité et ma capacité physique à atteindre le sommet, le toit du monde pour un paraplégique. J'ai envie d'écourter les réjouissances de l'acte accompli, j'ai envie de fuir, de disparaître parce que je suis sale et je n'ai qu'une idée en tête, me laver. Un sentiment de honte mélangé à celui d'avoir réussi une nouvelle fois un exploit unique au monde ...

Mais il faut en passer par la remise d'une médaille, un discours et remercier toutes les personnes présentes qui m'ont portées au sommet de ces 458 marches. La pluie vient de s'arrêter, le ciel bleu et le soleil refont leur apparition. Nathalie quelques semaines plus tard me présentera un montage exceptionnel sur cette journée.

https://www.youtube.com/watch?v=XQTWD8kmBA&t=155s

Chapitre 18

Dans les semaines qui suivent cet évènement, je reçois un courrier de la Mairie de Menton. Le maire s'adresse à moi directement, président de l'association "Joe Kals" pour me faire savoir qu'il a présenté et défendu ma démarche auprès du Sénat. Le maire cumule également un mandat de député et il a réussi à obtenir une subvention de 1000 euros, à titre vraiment exceptionnel...Je dois pour cela remplir un document de plusieurs pages. Je décide de ne pas donner suite, ce n'est pas ce que je recherche, j'ai besoin d'un véritable sponsor, pour avancer... je ne recherche pas la mendicité. Combien ou que serait-il prêt à donner pour retrouver une vie normale s'il devait se mettre à vivre les conséquences d'une section de la moelle épinière ?

Aujourd'hui, combien pensez-vous que les proches et Michael Schumacher lui-même, s'il était en capacité de réfléchir, seraient prêts à mettre sur la table pour juste pouvoir revivre le matin du bouleversement de sa vie et en sachantle déroulement, modifier son destin. Il a possédé tout l'argent du monde mais rien ne pourra jamais le faire ressortir de cette fin de vie dont il est prisonnier. Le maire, comme Schumacher la veille de son accident, sont dans l'inconscience du bouleversement qui peut arriver, ce qui est normal.

Delphine doit se désengager de sa fonction de secrétaire de l'association Joe Kals, suite à une promotion dans son travail, elle n'a plus assez de temps à me consacrer. Elle est très déçue, mais ne peut renoncer à cette promotion. Par chance, Karine, la maitresse d'école prend le relais, peu à peu, pour le courrier, les sponsors, la Tour Eiffel.

Karine a plein d'idées originales, c'est une rêveuse, une idéaliste. Elle ne perçoit que le bon côté des choses et des gens mais a bien la tête sur les épaules. Ses élèves l'adorent, elle s'investit pleinement dans l'éveil et l'épanouissement des 29 enfants dont elle a la charge. C'est beau et magnifique à voir ce respect que les enfants lui vouent.

Elle me raconte son parcours, qu'elle est originaire de Calais et qu'elle passait tous ses étés chez son grand-père paternel qui tenait un hôtel du côté de Villeneuve Loubet. Enfant elle est, au premier regard, tombé amoureuse de la méditerranée. Suite à un divorce douloureux, pour s'éloigner, elle se fait muter de Calais à la Villa Blanche de Menton, pour vivre au quotidien auprès d'elle.

Lors d'une soirée chez elle, on regarde trois fois, en entier, le film de Luc Besson, "Le grand bleu", sur un immense écran de télévision. Je comprends sa passion pour le monde du silence et les grands fonds, c'est la première fois que je vois ce film ...Elle m'explique qu'avant de devenir professeur des écoles, elle a travaillé pendant plusieurs années pour la société d'exploitation du tunnel sous la Manche, à Calais. Que cette structure se compose de deux tubes, un pour l'aller et l'autre pour le retour et entre ces deux tunnels se trouve un troisième tunnel qui sert d'issue de secours en cas d'évacuation d'urgence. Sa suggestion n'est pas de marcher sur l'eau mais de rejoindre Douvres en Angleterre en marchant sous l'eau.

Cela demanderait beaucoup de démarches pour l'obtention des autorisations mais elle a gardé de bonnes relations avec la direction, ce qui pourrait grandement faciliter les choses. L'idée est géniale, le symbole est puissant et encore aujourd'hui je caresse le rêve d'effectuer cette traversée en marchant sous l'eau ...

Mais j'ai comme principal objectif, en ligne de mire, de gravir le monument le plus connu au monde, la Tour Eiffel. Je reste persuadé que cet exploit me donnera une visibilité globale, mondiale.

Les contacts et les échanges s'accentuent avec la SETE et le maire de la ville de Paris Anne Hidalgo. Ils parviennent à envisager un éventuel parrainage, l'idée prend forme et fait son chemin. Karine écrit, prend contact avec le monde de la recherche médicale, de nombreux courriers vont s'en suivre, je suis admiratif de sa capacité à rédiger, avec une grande facilité, un texte cohérent.

C'est ainsi qu'elle s'implique sur une période plus au moins longue à étoffer mon site internet en insérant des photos après les avoir redimensionnées. Elle va passer des nuits blanches, chez elle, pour faire évoluer mon projet et ensuite assurer sa journée de maîtresse des écoles.

Chapitre 19

En fin d'après-midi, le 25 avril 2013, en rentrant chez moi, je consulte mes emails, je prends connaissance du courrier de Mr Jean Pierre Del Rio qui se présente comme le vice-président de l'association Corse « Valin'Cap ». Il m'explique en quelques mots qu'ils organisent à Propiano en Corse du sud la deuxième édition d'un weekend, de trois jours, relatif à la prise en compte du Handicap par la musique et le sport. Je suis hésitant, très hésitant parce que ma démarche n'est pas de me battre pour une accessibilité des personnes à mobilité réduite présentement mais de créer une réelle prise de conscience sur les conséquences désastreuses d'une section de la moelle épinière sur une vie. Eradiquer cette forme d'existence pour les générations futures, l'humain libre de vivre une intégrité physique totale tout au long de sa vie, une clef essentielle à l'épanouissement.

Ce que j'apprécie à Menton, c'est le peu de personnes en fauteuil roulant dû au relief de la région. Lorsque je circule dans les rues, je ne me vois pas, je ne réalise pas l'existence de mon fauteuil, ni ma condition. Mais dès que j'aperçois un paraplégique, ou un tétraplégique, je me rends compte de l'image que j'ai dans cette société et je ne m'y résoudrai jamais.

Dès lors, je suis dans l'incertitude pour la suite que je vais donner à ce mail, côtoyer des personnes en situation de handicap, j'hésite. Je veux prendre le temps de la réflexion mais Karine m'incite à ne refuser aucune opportunité qui se présente à moi pour placer mon discours.

Je prends contact par téléphone le soir même avec Jean Pierre Del Rio. J'ai au bout du fil une personne qui au timbre de sa voix me fait ressentir une grande humilité. Il m'explique que c'est à la suite de l'accident d'un jeune du pays qui, en élaguant un arbre, a fait une chute qui lui a sectionné la moelle épinière dans le haut des dorsales. C'est cette situation inédite qui donne l'idée au regroupement autour de ce jeune paraplégique et la création de l'association dont il prendra la présidence. Dans son courrier, il me mentionne qu'ils sont prêts à venir me rencontrer sur le continent, je lui suggère qu'il seraitplus judicieux que je vienne faire un repérage des lieux et par mail suite à notre entretien, je lui propose de parcourir la distance qui sépare Bonifacio de Propiano en une semaine. Karine se propose de m'accompagner et de me servir de chauffeur.

Le 8 mai, Karine, au volant de son bolide rouge, une Fiat 500 flambant neuve, nous emmène à Nice. Le bateau de la Corsica Ferries largue les amarres à 15 heures et arrive à Ajaccio à 21 heures 15. Il plane une ambiance de départ de vacances lors du trajet vers le port de Nice. Les vitres baissées, l'air chaud pénètre dans l'habitacle et on écoute « Some things never change" de Supertramp, à fond.

https://www.youtube.com/watch?v=wr1K7EFSsiI

On est heureux de ce moment que l'on partage ensemble, cet instant la rend encore plus belle, un sentiment de bonheur nous inonde même si au bout de la route il y a un exploit à réaliser qui va m'entraîner des souffrances physiques et surtout psychologiques.

On débarque de nuit à Ajaccio et il nous reste encore 70 km à parcourir. Le lendemain matin nous nous réveillons dans un hôtel, pieds dans l'eau, que l'association nous a réservé. La chambre donne directement sur la plage, c'est juste paradisiaque, le vert de la nature, le bleu de la mer et cette étendue sauvage de sable fin.

Le téléphone sonne, c'est Jean Pierre Del Rio qui au bout du fil se propose de venir à notre rencontre après le petit déjeuner. Une rencontre comme une évidence, une rencontre de personnes qui veulent agir. On se donne rendez-vous en fin de journée pour rencontrer une partie des gens qui composent l'association, chez lui, dans sa maison sur les hauteurs de Propriano. Il me prévient que le président ne sera pas présent lors de la soirée parce qu'il est hospitalisé, à Nantes, suite à des complications urinaires. Malgré cela, nous faisons la connaissance d'un groupe uni dont le but est une recherche d'intégration du handicap dans la société.

Il y a un repas organisé pour notre venue et nous nous retrouvons une dizaine de personnes, pour échanger et apprendre à nous connaître. En soirée, nous nous installons dans le salon, la pièce est spacieuse et je prends place sur un sofa. Face à moi, les gens m'écoutent, je leur parle en toute honnêteté de mon parcours, des réelles contraintes de ma paraplégie, de ce combat que je mène pour éveiller le besoin de mettre de l'urgence dans la découverte d'une solution réparatrice.

Au bout de deux bonnes heures d'un monologue juste interrompu par quelques questions, j'ai l'impression d'avoir réussi à susciter un intéressement à une vision différente que celle du paraplégique dont le but principal serait la quête du bonheur malgré sa condition de vie.

Effectivement, ils me font remarquer que le discours que j'ai tenu tout au long de la soirée, ils ne l'avaient jamais entendu auparavant. Loin d'être heurté, ils trouvent mon discours cohérent, l'humain n'est pas fait pour vivre assis ... tout simplement ... Ils me font un exposé sur le déroulement de la manifestation, je devrai démarrer de Bonifacio le samedi matin et mon arrivée, 7 jours après, sonnera le début des festivités. Un amputé d'une moitié de jambe, un ancien militaire originaire de Menton, arrivera lui à peu près au même moment que moi suite à son tour d'une semaine de la Corse à vélo.

Le troisième challengeur, le dauphin Corse, est un amputé des deux bras et ralliera Propriano à partir d'Ajaccio avec une mono palme. Il y aura ensuite des manifestations le samedi et le dimanche avec en clôture une conférence où je devrai prendre la parole. Je suis enthousiaste d'autant plus qu'ils me signalent que tous les frais seront pris en charge par l'association ainsi que le billet d'avion de Karine pour qu'elle puisse venir assister à mon arrivée le vendredi.

Le lendemain matin, nous prenons la route pour Bonifacio afin de faire un repérage. Le paysage est splendide et sauvage. Je n'aime pas trop reconnaître les difficultés du parcours avant, je préfère de loin les attaquer au moment où ils se présentent sans en connaître le déroulement, pour ne pas amplifier dans un sens ou dans l'autre.

La montée de Roccapina me semble être un mur et je vais faire une fixation dessus comme étant la difficulté majeure... erreur, très grosse erreur, je l'apprendrai plus tard à mes dépens !!! La route sera refaite pour le passage du Tour de France cet été-là, pour ma marche ce ne sera pas un tapis rouge mais un billard. Sur tout le trajet, il n'y a pas une seule ligne droite, que des virages ce qui signifie qu'il n'y a que des dévers, des montées et des descentes.

On est sur une île et assis dans la voiture, je ne tiens pas compte de la force du vent. On passe la journée dans la ville à faire les touristes, lors de notre arrivée en fin de matinée, Karine gare sa voiture sur un parking qui se situe sur les hauteurs. J'aperçois un magnifique hôtel, "Le Santateresa", en bord de falaise et le soir avant de repartir je me présente à la direction pour tenter d'avoir deux nuitées avant le jour du départ de la capitainerie du port. L'accueil est chaleureux et ils me promettent de me répondre rapidement, par mail, sur la possibilité d'un partenariat. Le lendemain, on reprend le bateau à Ajaccio, de nuit, en direction de Nice après trois jours de dépaysement total, la tête pleine de projets.

À mon retour, je prends rendez-vous avec Jérôme Guibert de Menton Santé pour le solliciter au travers de sa nouvelle création, la boutique de sport "Endurance shop". Il me fournit des chaussures de trial, des tee shirts et vestes techniques. Il a toujours été là, selon ses moyens, pour me soutenir dans mes actions.

À nouveau, je retourne voir Olivier pour lui demander de me mettre en place un programme de préparation physique. Et à nouveau, il me fait savoir que le délai sera trop court pour qu'elle soit optimale. Il me fait aussi comprendre que je vais avoir à repousser l'ascension de la Tour Eiffel, ce sont deux constructions musculaires différentes. À partir de là, je programme Paris pour le printemps prochain.

Depuis mon arrivée à Menton suite à ma traversée, je retourne voir régulièrement le docteur Sornay chaque semaine. En plus de tenter de soulager mon corps de tous ses maux grâce à l'auriculothérapie et à la mésothérapie, on travaille ensemble l'hypnose. Il m'arrive souvent d'arriver à son cabinet à 21h, à Beausoleil, et d'en repartir peu avant minuit.

Je souffre de plus en plus au niveau de mes intestins, mon système digestif se dégrade de plus en plus, d'où une lente mise en place d'une restriction alimentaire devenant de plus en plus pénible, qui font de ces privations une souffrance supplémentaire. Le Dr Sornay utilise tout l'arsenal à sa disposition pour essayer de me solutionner ce problème qui m'empêche de vivre plus au moins normalement.

Je contacte également Nathalie de LFD pour m'accompagner sur le séjour Corse et lui proposer de réaliser un format plus long, un documentaire de vingt minutes. D'emblée, elle est emballée, elle va juste avoir à convaincre son mari et ses deux enfants de la laisser partir une semaine. Les finances de l'association ne sont pas au beau fixe, je lui en parle et elle me propose de réaliser un clip pour inciter les personnes à une participation financière dans mon projet.

https://www.youtube.com/watch?v=m7QrpbnxEuU&list=PLi-6P248oTM3F827YTo8_wR1CCn_cny_J&index=6

Peu avant une sortie scolaire dans une maison de retraite de Menton, pour faire une animation d'enfants pour les pensionnaires, Karine me propose de les accompagner. Je lui avais à de nombreuses reprises fait connaître mon intention de faire un portrait, de chaque enfant qui compose sa classe, pour illustrer les lettres pleines d'émotions qu'ils m'avaient fait parvenir. Rendez-vous est pris à La Maison de Russie sur la route de Gorbio pour le début d'après-midi. Il y a un peu d'attente dans le magnifique parc qui entoure la vielle bâtisse et je profite de ce moment pour isoler les visages. Ils vivent leur vie et je réussis à capter le naturel, un instant de leur quotidien.

Je réalise également des clichés en intérieur avec une lumière plus intimiste, ils chantent face à des personnes âgées qui affichent un grand sourire et de l'admiration pour ceux qui représentent l'avenir, ils sont à l'aube de leur vie et en face, conscients d'être au terme de la leur. Je retire de cette séance de prise de vue une belle image de chacun d'entre eux et ces photos illustrent les textes magnifiques qu'ils m'ont écrit et qui se retrouvent sur mon site dans la rubrique "Défis"

http://www.joekals.com/associationjoekals.php ,

« La première fois que je t'ai vu, que je t'ai connu, j'étais ravie, mais après quand j'ai connu qu'est-ce que tu t'étais fait, j'ai tout de suite été un peu triste. Tellement que je pense à qu'est-ce qui t'est arrivé que j'arrive même plus à jouer avec Eva.

J'espère que tout va bien. Je suis désolée mais t'inquiète pas on fait de notre mieux pour t'aider. Ne te décourage pas, il ne faut pas baisser les bras sinon c'est là qu'on va tout perdre.

C'est sûr qu'on va convaincre les grands, la maîtresse a plein de bonnes idées. N'oublie pas qu'on est tes enfants et n'oublie pas ; En avant Joe ! On va bientôt te sortir de cet enfer. Pardon je voulais dire vous sortir de cet enfer. Et qu'on redise, toute la classe "si les grands n'avancent pas, le monde n'avance pas", et grâce à ce mot, on va faire comprendre les gens, je suis sûre, que le monde entier va comprendre.

Je voulais te dire que j'ai adoré ta vidéo. D'ailleurs toute ma famille a adoré. Mon frère avait les gros yeux sur l'ordinateur. Il ne lâchait pas. Il avait les yeux comme ça ; 00. Je les ai mal faits.

Jamais je ne t’oublierai. Je t'aime de tout mon COEUR."

Lise, 8 ans. 18 juin 2013

Pour la fin de l'année scolaire, Karine et ses élèves créent un spectacle dont ils vont faire une représentation un samedi après-midi de juin dans le parc du Pian. Cet espace vert se situe à Garavan, il surplombe la mer et est planté d'oliviers. Les enfants sont fiers de m'apercevoir au milieu du public, je suis heureux de les voir autant impliqués.

Les parents m'abordent en m'expliquant que cette année scolaire sera indélébile pour leur enfant et pour eux également. Le spectacle commence sur un morceau de musique connu. Ils apparaissent tous vêtus du tee shirt Joe Kals avec le logo orange, un masque blanc lisse recouvre leur petit visage, sans aucun trait ni expression.

En ouverture, trois d'entre eux s'avancent pour annoncer le thème du spectacle ; Un accident, une section de la moelle épinière peut faire basculer une vie si les "grands n'agissent pas aujourd'hui" ... Ensuite ils miment un accident, l'hospitalisation, la rééducation et la vie en tant que paraplégique en fauteuil roulant.

Avec leurs mots, ils veulent faire prendre conscience, aux spectateurs présents, que chacun d'entre nous peut être un jour concerné si la recherche n'avance pas. Pour finir la représentation, ils effectuent une chorégraphie avec des gestes lents. Je suis sous le charme, j'éprouve une émotion intense parce que peut être que je n'ai pas réussi à fédérer "les grands, les adultes" autour de ma démarche mais grâce à Karine, quelque part dans un coin de leur tête, réservé aux souvenirs, j'y garderai une petite place.

https://www.youtube.com/watch?v=TR3oXa9B6BQ

Je reprends l'entraînement avec cette fois la date précise de ma participation à un événement en ayant un exploit physique à réaliser. Je travaille la prise de masse musculaire, la force, dans un premier temps avec une présence à la salle de musculation cinq jours / semaine.

Je dois renforcer au maximum mes triceps, mes épaules, mes pectoraux, mon dos, mes avant-bras et toute ma sangle abdominale. Je suis conscient que lorsque je vais travailler à la réduction le délai sera trop court pour être au top le jour J.

Je reçois une bonne nouvelle de la Corse, la direction de l'hôtel de Bonifacio m'accorde deux nuitées, gracieusement, pour me soutenir et ainsi participer à mon action. Malgré la fragilité du matériel mis à la location, je reprends contact avec la société de location de camping-car adapté de Cunéo, en Italie.

Les nouvelles sont bonnes puisqu'il n'y a aucune réservation pour cette période. Il me faut juste trouver quelqu'un de bénévole, d'expérimenté pour conduire et s'occuper de toute la logistique durant le périple. Je ne veux pas passer par les réseaux sociaux pour la recherche d'un chauffeur, ponctuellement je questionne des personnes qui m'inspirent confiance.

À Trois cents mètres de chez moi, un restaurateur me renseigne sur un retraité susceptible de m'accompagner. Rendez-vous est pris et ce sera Claude, un gaillard robuste avec des cheveux blancs coupés à la brosse, une mâchoire carrée, une gueule de mec. Il m'explique qu'il a possédé plusieurs entreprises durant sa vie active et qu'il a l'habitude de conduire des poids lourds, alors le camping-car... Je lui parle de toute la logistique et des contraintes de mon handicap, mis au courant il comprend et accepte.

Chapitre 20

Durant cet été Karine, qui vibre et vit intensément la mer, me propose de faire de la pirogue Polynésienne. Moi, qui vis depuis 15 ans à Menton, je vois la mer tous les jours mais je n'ai vu Menton depuis le large qu'en photo. Je le sais et m'en contente malgré un léger sentiment de frustration. Et là rien qu'à l'idée de me retrouver sur l'eau, en étant au large des côtes à devoir ramer, respirer intensément dans l'effort, je suis plus que partant. Karine prévient les dirigeants qui sont enthousiasmés par ma venue et rendez-vous est pris pour un dimanche matin.

On m'installe dans une des six places dont dispose la pirogue et on me briefe sur l'importance de rester en cadence pour qu'elle file tout droit vers le point à atteindre qui est aujourd'hui la Mortola juste après la frontière Italienne. Ce mouvement implique tout mon buste, mes abdominaux, mes obliques plus sollicités que de coutume. Je ne garde mon équilibre qu'avec le tronc puisque je ne peux exercer aucun point d'appui sur mes pieds. Six coups de pagaie à droite et ensuite six à gauche en alternance, en cadence, je me sens bien dans cet effort.

Après deux heures d'un effort intense, on se dirige tout doucement vers le point de retour, la base nautique de Roquebrune Cap Martin. Au dernier coup de pagaie, on se laisse glisser sur l'eau et mes co-équipiers sortent de la pirogue et se mettent à l'eau. Durant l'attente pour me remettre sur mon fauteuil roulant, j'apprécie la sensation, je suis heureux de l'effort fourni, un sentiment de bien être de courte durée. Je réalise trop vite que mes intestins m'ont une nouvelle fois lâchés, comment vais-je faire puisque la pirogue est à cinq mètres du bord de plage, que deux personnes doivent m'extraire et m'emmener vers mon fauteuil. Comment vais-je faire pour vivre ce calvaire, ce moment d'humiliation extrême. Je sens mauvais, une personne me prend en glissant ses avant-bras en dessous de me aisselles et l'autre par les jambes. Une fois sur mon fauteuil roulant, je n'ai plus qu'une pensée, disparaître. Je ne réfléchis qu'au parcours que je vais avoir à faire pour rentrer chez moi pour ne rencontrer personne et me laver, c'est la fin du monde !

L'enfer que me fait vivre mon organisme me fait aller voir le Dr Sornay en urgence. Pendant 28 ans, j'ai vécu une vie de paraplégique en étant constipé, ce qui en soit était déjà une énorme souffrance et là, je balance dans l'autre extrême. Il me fait prendre rendez-vous avec un gastro entérologue de Nice, qui est un éminent spécialiste. Je ressors de la consultation mon dossier médical sous le bras après m'être fait dire que j'avais eu de la chance d'être constipé durant la majeure partie de ma paraplégie, ce qui est étonnant. Dans la grande majorité des lésés médullaires, c'est très souvent l'incontinence rectale qui empêche toute vie sociale. La seule solution pour moi est de subir une colostomie, sans lui laisser finir sa phrase je lui réponds par un "non" catégorique. Je veux encore pouvoir vivre, partager un moment de sensualité avec une femme. Je veux encore pouvoir me mettre torse nu sur une plage et sentir

le désir féminin dans son jeu de regards. Et vivre constamment avec des poches et des tuyaux fixés à mon corps ...
Un lent apprentissage pour adapter mon alimentation à ma condition se met en place et en parallèle je teste la prise de gélules d'Imodium pour essayer de ralentir mon transit.

Je continue mes entraînements avec Olivier et je contacte Nice Matin- Menton qui me fait la rédaction d'un superbe article pour annoncer mon challenge Corse. Même localement, en espérant toujours un relais à un niveau national voire international, il faut que je garde une présence, une visibilité dans les médias. Je ne veux pas que mes actions passées n'aient été qu'un feu de paille, quatre personnes par jour rien qu'en France basculent d'un instant à l'autre dans une dimension qui n'est souhaitable à personne. Il /elle va alors alimenter un marché où le besoin en matériel médical, en médicament et en soin, est hors norme.

Trois millions et demi de personnes vivent au quotidien, disséminés aux quatre coins de la planète, avec une atteinte à la moelle épinière à des degrés divers. Jusque dans le milieu des années cinquante, 90% des lésés médullaires décédaient dans la semaine qui suivait suite à des infections que la médecine était incapable de gérer. La Tendance s'est inversée, mais à quel prix cette survie ? Je réactive tout mon réseau de connaissance, au niveau des médias, Bernie de France 3 Menton réalise un reportage dans ma vallée pour annoncer ma participation à l'événement de l'association « Valin'Cap » .

https://www.youtube.com/watch?v=bIquC_X3oj8&list=PLi-6P248oTM37O1uhjtQA2XXmJmGLZ98u

Chapitre 21

Le 10 septembre au matin, Claude et moi, nous rendons chez le loueur à Cuneo pour récupérer le camping-car. Je me retrouve dans un environnement qui m'est familier puisque c'est le même véhicule que j'ai utilisé durant les sept mois de mon périple du « Havre-Menton ». C'est en même temps, une sensation bizarre et agréable, cet endroit où j'ai tellement de souvenirs pas si lointains.

En fin d'après-midi, devant chez moi, on charge le véhicule et Claude avec l'aide de Karine, recouvrent les flancs, le capot moteur et l'arrière avec les logos des entreprises qui me soutiennent. Une nuit de repos, et on prend la route le mercredi en début de matinée vers Marseille. Après l'enregistrement et l'embarquement, le bateau prend la mer à 18H30.

On débarque à Propriano peu après 7 heures du matin. Jean Pierre Del Rio est sur le quai et nous souhaite la bienvenue. Avant de prendre la route vers Bonifacio, il nous signale que le Maire de Bonifacio et son équipe organisent une réception devant la capitainerie du port de plaisance. On prend la route vers le sud pour rejoindre l'hôtel Santateresa.

A nouveau j'essaye d'éviter d'analyser les difficultés du parcours. Les 73 km sont rapidement parcourus, on s'installe au deuxième étage de l'hôtel, la vue est juste féérique. Je fais mon échauffement musculaire avec l'appareil d'électro stimulation, ensuite mes étirements. Je veux vraiment être dans les meilleures conditions possibles pour espérer réussir à rallier Propriano dans le délai qui m'est imparti soit 73 km en sept jours.

Le vent qui souffle violemment depuis deux jours sur Bonifacio me fait prendre conscience d'un critère que j'ai négligé. Je réalise que le vent souffle constamment du nord au sud ... que mon parcours se fera dans les prochains jours en direction du nord

Lors de ma descente dans la vallée du Rhône, pendant le « Havre Menton », j'avais eu le vent dans le dos. Contrôler mes jambes «mortes » poussées par la force du vent était épuisant nerveusement et physiquement, la peur de la chute, de la perte de contrôle de mon équilibre. Vais-je réussir ce défi inhumain, malgré tous les doutes je fais abstraction de ma crainte.

Le lendemain en fin de journée, la rencontre avec le Maire a lieu. Il est jeune et dynamique, tout comme son équipe. Il est vraiment à l'écoute lorsque devant les nombreuses personnes présentes, j'énumère les raisons logiques de mon action insensée. Lors de cette présentation, je fais également la connaissance du président de l'association « Valin'Cap » que Jean Pierre me présente. C'est Youl, un jeune Corse qui n'a pas encore trente ans et qui de par sa position un peu tassée traduit une lésion haute. Il prend la parole à son tour pour expliquer les raisons de la création de l'association Corse. Nous nous quittons après la remise en cadeau du tee shirt "Joe Kals" aux personnes de la mairie. La journée prend fin, il faut maintenant que je pense à me centrer sur l'effort que je vais avoir à fournir durant les sept prochains jours.

Je me lève à 5 heures du matin pour être prêt. Petit déjeuner pris, nous quittons l'hôtel pour nous rendre à la capitainerie, le point de départ. Jean Pierre ainsi que plusieurs personnes sont présentes pour sécuriser le parcours et contrôler le flux des voitures, c'est un luxe. Nathalie, arrivée la veille, est présente, caméra à la main, pour la réalisation du documentaire de vingt minutes.

Derniers étirements de mon psoas, je suis un peu en surpoids mais je me sens bien. J'ai la sensation de revivre une séquence que j'ai déjà vécue auparavant. Le départ de la ville du Havre est gravé au plus profond de moi ... Les premiers pas se font sur du plat sur une distance de trois cents mètres et de suite je suis dans le bain avec un mur, une montée à gravir. Je souffre, je doute, je suis dans le vif du sujet, la Corse et ses virages, montées, descentes et surtout ses dévers.

Mon niveau de lésion ne me permet pas de contrôler la torsion de mes chevilles pour compenser les pentes de la route en latérale. Mes jambes sont rigides comme un bout de bois, je dois les balancer vers l'avant à la force de ma sangle abdominale, ma jambe vers le haut du dévers pour la raccourcir de telle sorte que je ne prenne appui que sur ma jambe la plus basse et ainsi essayer de ne pas pencher et perdre mon équilibre. Le placement, l'écartement de mes béquilles doit se faire au ressenti, j'improvise à chaque pas.

Une énorme fatigue musculaire se met en place, la débauche d'énergie causée par ces variations me font craindre le pire, je souffre. Est-ce que j'ai fait une erreur en venant sur ce parcours, avec une préparation non aboutie. Un combat contre moi même s'engage, je dois arrêter de réfléchir, évacuer ses réflexions qui font naître le doute en moi. Arrivé au sommet de cette montée, ma crainte se concrétise, le vent de face freine mon buste et surtout mes jambes. Pour arriver à balancer mes jambes vers l'avant, je me dois de fournir une contraction extrême de mes abdominaux. Je ne veux pas m'arrêter, je ne peux m'arrêter. J'effectue ma première pause à midi après avoir parcouru cinq kilomètres 200. Mes intestins me posent à nouveau des problèmes, mon médecin me préconise de prendre la dose maximale autorisée d'Imodium. Malgré cela, je vivrai ces moments de calvaire à répétition tout au long du parcours. Je revis ces séquences qui sont terriblement humiliantes, je dois me laver, rincer mes vêtements avant de m'alimenter et m’allonger un peu. Je me réveille au bout d'une demi-heure avec un mal de crâne, j'ai également trop forcé au niveau de mes trapèzes. Je voulais atteindre les 10 km mais mes accompagnateurs me conseillent de remettre la machine en route en douceur, étape par étape.

Comme durant "Le Havre Menton" les pompiers mais cette fois ceux de Pianotolli, mettent à ma disposition les sanitaires de la caserne. Le lendemain est une journée où je me rassure, le vent est tombé et cela me donne des ailes. À un moment de la journée, j'aperçois un véhicule se garer dans le sens opposé sur le bas-côté de la route. J'ai conscience en voyant l'homme courir vers moi, sans bras, juste un moignon qui dépasse, qu'il s'agit du dauphin Corse. Je m'appuie contre le capot moteur du camping-car, arrivant à ma hauteur, il me dit ; " Excuse-moi de ne pas te serrer la main" La question logique que je devrais lui poser à ce moment-là ; "Penses-tu qu’en plus d'être paraplégique, je sois aveugle"

Mais à la place de ça, je lui adresse un sourire et un bonjour malgré le fait que je le ressente comme une agression.

Je m'explique... pour avoir, durant ma courte vie, côtoyé de nombreuses personnes amputées, je peux comprendre le traumatisme, l'impact sur le cerveau que cela génère quand du jour au lendemain on vous annonce l'amputation d'un membre, d'un impossible retour en arrière, d'une perte définitive d'un ou plusieurs membres. La différence avec les lésés médullaires, c'est qu'ils restent entiers, possèdent tout leur corps sans en avoir l'usage intégral et qu'après l'accident, la médecine laisse une fenêtre de six mois pour une possible récupération. D'où dans de nombreux cas une lente et progressive acceptation, adaptation. Le choc n'est pas frontal, il est nettement moins violent psychologiquement. Après ce temps d'arrêt et cette belle rencontre, je reprends la marche, les nombreuses personnes présentes me soutiennent par un mot, un sourire.

Lors de mes arrêts ponctuels, dans nos échanges, inconsciemment ils me mettent sous pression avec la difficulté de la montée vers Roccapina prévue pour le lendemain. On me parle d'un mur infranchissable même pour un valide, je m'attends au pire. En fait je monte avec facilité, effectivement ça grimpe très fort mais avec pratiquement pas de dévers, les virages virent à plat, cela me laisse enchaîner le même mouvement et marcher dans une forme de décontraction.

Je pense avoir réalisé la plus grosse difficulté du parcours, grossière erreur ! La descente vers la vallée de L'Ortolu est compliquée mais gérable. J'aperçois un de mes accompagnateurs qui filme depuis un moment, il s'approche de moi et me dit avec son accent Corse ;" Joe, je vais te faire un montage avec des images exceptionnelles " Pour quitter cette vallée et atteindre le village Orasi situé sur les hauteurs, je découvre en fait la pire des difficultés de ma semaine de marche. Je souffre à nouveau de cette montée à fort pourcentage avec ses virages aux dévers importants. Je suis inquiet, dans le regard des personnes qui m'accompagnent, je lis l'inquiétude et leur désarroi devant ma souffrance. Je suis à bout et je m'arrête de plus en plus souvent, j'éprouve le besoin de récupérer durant des périodes de plus en plus longues.

À l'approche du sommet, après avoir marché une distance pas si longue mais éprouvante en terme d'efforts, un de mes accompagnateurs m'annonce "Encore juste un petit effort Joe, tu as atteint le sommet" Je suis vidé, je n'ai plus d'énergie et une fois le sommet atteint, juste avant d'entrer dans le village d'Orasi, le vent redouble d'intensité, complètement vidé, il me projette en arrière. Je suis au sol couché de tout mon long sur mon dos et mes accompagnateurs accourent.

Louis, vétérinaire à Propriano, me demande si je veux arrêter, abandonner. Sonné, je lui réponds simplement "Remettez moi debout, je repars ..." Je sais que je vais encore avoir des moments de souffrance mais je viens de vaincre la plus grosse difficulté depuis le départ, elle me rassure, me renforce dans ma confiance en moi, dans ma capacité à me dépasser mentalement. Elle me fait croire, à ce moment précis, qu’il n'y a que la lune que je ne puisse atteindre.

Après une bonne nuit de sommeil, on reprend la route vers Sartène, Propiano se rapproche et je suis dans les délais. Nathalie a repéré une place à l'entrée du village et elle me propose de faire une interview avec Sartène en arrière-plan, la vue est magnifique. La distance qui mène à Propiano n'est plus très longue, la route est par contre très fréquentée et la descente avec le dévers me fait craindre le pire à chaque pas, la chute. La sensation désagréable et peu rassurante de basculer, d'être projeté vers le vide, la moindre chute peut entraîner mon abandon sur blessure.

Au bout de cette journée, j'aurai droit à mon second massage depuis le départ fait par une belle kiné de Sartène, la chance ! On quitte la caserne des pompiers de Propiano où on a été hébergé la nuit et où en soirée, j'ai fait un exposé sur la raison de ma démarche. Le sentiment de victoire et de contrat rempli m'envahit, en plus, on m'annonce beaucoup de monde pour m'accueillir sur le port, cela va être la fête, le temps d'un weekend. Karine, qui a pris l'avion, devrait être aussi là pour partager ce moment avec moi. Son implication dans ma démarche est juste énorme et sans elle, je ne me serais jamais laissé convaincre de participer à cette manifestation.

Dans la dernière descente qui mène au port, les gens se sont amassés de part et d'autre de cette avenue, ils scandent mon nom. J'aperçois Jean Pierre qui me dit que j'ai réussi, que j'ai réussi l'impossible. Il me fait aussi remarquer que j'ai fondu ... j'ai brûlé mon excès de graisse en juste une semaine. La fin du parcours m'amène à l'endroit où sur le port, une femme tient un micro, sa voix résonne dans les hauts parleurs, elle est sur la ligne d'arrivée. Il y a un groupe de musiciens qui jouent une musique rythmée et entraînante. Il est composé à la percussion de personnes atteintes de trisomie, leur bonne humeur et leur sourire sont contagieux. Les personnes qui m'ont accompagné tout au long de cette dernière journée viennent m'embrasser. La femme au micro me pose plein de questions et annonce également l'arrivée du dauphin Corse en fin de soirée après avoir démarré sa nage, ce matin, d'Ajaccio. J'aperçois Karine et lui fait signe de me rejoindre, elle se tient totalement à l'écart face à moi. Elle arrive à ma hauteur, je la prends dans mes bras et la serre très fort. Je la remercie pour ce qu'elle m'a permis de vivre.

Mon épuisement s'efface comme par magie par ce moment de bonheur. Je m'assieds sur mon fauteuil roulant pour retirer mes orthèses quand un jeune paraplégique s'approche de moi pour me dire son admiration. Il m'exprime son souhait de se mettre debout comme moi, je lui demande son niveau de lésion. Il me répond qu'en dessous des pectoraux, il ne contrôle plus rien. Je lui explique que si ma moelle épinière avait été sectionnée ne fusse qu'une vertèbre plus haute donc en onzième dorsale, jamais je ne me tiendrais debout. Sur le moment, dans l'émotion que lui procure mon exploit, il ne tient pas compte de mon discours et repart et me répond qu'il va quand même essayer.

Mon arrivée marque le début des festivités, ils font la présentation des acteurs qui vont animer ce weekend. Ils nous alignent au bas d'un podium, je me retrouve au milieu d'une équipe de basket-ball en fauteuil roulant de Paris. J'échange quelques mots avec eux lorsque le gars sur ma gauche me demande pourquoi je suis là. Je lui raconte brièvement le parcours de Bonifacio à Propriano debout et « Le Havre Menton » debout pour un paraplégique. Sa réaction ne m'étonne qu'à moitié puisqu'il me dit : « C'est pas mal »! Je comprends qu'au milieu de nous, vis à vis de la société, il est en fauteuil mais il a été atteint dans son enfance par la poliomyélite.

Dans la vie de tous les jours, il est debout sur ses deux jambes et marche. Il n'utilise un fauteuil que pour la pratique d'un sport. Il n'a aucun problème d'incontinence, sexuel ou d'escarre. Il vit une forme de vie handicapante qui n'a rien à voir avec la paraplégie/tétraplégie. Sait-il seulement qu'il a, à côté de lui, le seul humain dans toute l'histoire de l'humanité à avoir réalisé ce que j'ai fait ... "C'est pas mal" ! Je vis ce que je ne voulais pas vivre et les choses vont s'enchaîner.

Sur le podium, un double amputé des jambes s'adresse au public et en vient à parler de moi. Il commence directement par dire que je me suis démonté les épaules, je lui coupe directement la parole devant toute l'audience en lui faisant signe de la main "non" Je lui dis depuis le bas du podium que la personne qui se fait mal, c'est la personne qui a eu une mauvaise préparation à l'effort et pour moi, ce n'est pas le cas, il est préparateur physique.

Le monde du handicap et toutes ses différences, il y a un amalgame qui est entretenu avec un logo fourre-tout et inadapté, la tension monte. Un simple mot aurait suffi de sa part pour parler de mon exploit : " Respect Monsieur". En fin de journée, les organisateurs annoncent dans les hauts parleurs l'approche du dauphin Corse. Ils invitent les personnes présentes à embarquer à bord d'un des bateaux mis à disposition pour accompagner le dauphin Corse jusqu'à la ligne d'arrivée. Moment de magie que de voir son corps onduler et le voir respirer à l'aide de son tuba. Il sort de l'eau, sous l'acclamation des spectateurs, le visage marqué par l'intensité de l'effort.

Le soir venu, les organisateurs invitent tous les acteurs de la manifestation dans un hôtel sur les hauteurs de Propriano, au bord de la piscine pour un dîner, un moment convivial et festif. Cela commence mal pour moi, la personne que j'ai contredite durant sa présentation, me bloque le passage entre sa table et le bord de la piscine. Il doit avoir un niveau de testostérone anormalement élevé, il a le regard d'un tueur. Je le regarde sereinement, je lui demande de s'avancer pour que je puisse me rendre à ma table. Il s'exécute mais à quoi s'attendait-il, que l'on se tape dessus, que l'on se donne en spectacle ... ?

Après une nuit de repos dans un hôtel en bord de plage, les organisateurs viennent nous chercher pour passer la journée sur le village de la manifestation. Des stands ont été mis en place pour que chacun puisse présenter son activité, je vais mettre à la vente mes tee shirts avec mon logo pour financer un minimum mes futures actions. Dans un bâtiment sur le port, la radio France Bleu Azur, qui diffuse sur toute la Corse, a installé un studio temporaire. Les interviews sont diffusées en simultané dans les hauts parleurs, on me propose un passage à l'antenne pour expliquer les raisons de ma démarche. Je ne suis pas en état pour une communication vraiment efficace, la fatigue est omniprésente. La récupération due à l'effort surhumain, fourni durant cette semaine prendra beaucoup de temps.

Le dimanche soir a lieu, sous un énorme chapiteau, la conférence pour clôturer ce weekend. Le dauphin Corse et moi, nous retrouvons sur un podium face à un public venu en nombre. Une personne se retrouve à nos côtés pour faire notre présentation, lancer et animer la conférence. Je commence par un très, très long monologue décousu, confus de plus d'une heure et au moment d'aborder la sexualité, une femme bondit de sa chaise et affirme que son mari et elle, ont une sexualité normale, il est tétraplégique lourd suite à un accident de voiture. Est-ce que quand je passe à côté d'un SDF, je peux penser que ça ne me concerne pas juste parce que moi j'ai un toit au-dessus de la tête ou que le reste de la planète meurt de faim mais tant que moi j'ai mon frigo qui déborde ...

Je comprends maintenant le peu d'implication du monde de la para/tétraplégie depuis le début de mon combat, qui aurait dû être notre combat pour les générations futures. J'aurais aimé que ce soit son mari qui se lève et me dise que sa vie sexuelle est, ce qu'elle a été avant son accident.

Comme dans toute situation, l'humain a cette capacité d'adaptation grâce à sa faculté d'analyse et grâce à l'évolution de la médecine. Il existe une pilule bleue pour assister mécaniquement à la réalisation d'un moment amoureux mais que se passe-t-il quand aucune information ne dépasse la lésion, n'atteint pas le cerveau, donc ne crée aucune sensation de contact, de plaisir. Je ne réponds rien à cette femme qui se rassoit, je suis incapable d'argumenter autrement qu'enutilisant des mots clés que je propage depuis « Le Havre Menton ». Je n'ai plus l'énergie nécessaire à la réflexion, pour me lancer dans un débat constructif. Il faudrait que je sois en pleine possession de mon énergie pour faire fonctionner mon cerveau. Je réalise que je monopolise le micro et dans un moment de conscience, je tends le micro au Dauphin Corse.Son discours commence par " Joe, par rapport à toi je n'ai rienà dire. Je veux juste remercier les organisateurs pour ce weekend et leur volonté de valoriser le droit à une vie pour unepersonne en situation de Handicap". Le public applaudit son intervention à tout rompre ... Le moment est venu pour le public de poser des questions en faisant circuler le micro.

Un homme me rassure en mentionnant le fait que cette vérité du quotidien que j'expose sans aucune pudeur le fait avancer dans sa prise de conscience, c'est une face qui est cachée dont personne ne parle. Juste avant de clôturer cette soirée, Louis intervient, "Quand je t'ai vu chuter lourdement en arrière, avant d'arriver à Orasi, j'étais persuadé que tu allais abandonner. C'est ce que j'aurais fait et ce que la plupart des personnes, ici présentes, auraient fait. Pourquoi n'as-tu pas abandonné Joe ? Je lui réponds :" Après cette chute, même si j'avais dû ramper pour arriver à Propriano, je l'aurais fait ! Me relever après une chute et reprendre, me conforte dans ma capacité à me surpasser. Quand je me fixe un objectif, par fierté, je n'abandonne jamais ...!!!

https://www.youtube.com/watch?v=QzAInt4x2Zk&list=PLi-6P248oTM37O1uhjtQA2XXmJmGLZ98u&index=4

Karine reprend l'avion le lundi matin depuis Ajaccio, Claude et moi, nous restons à Propiano jusqu'au mardi soir. Nous reprenons le bateau jusqu'à Marseille et pour notre arrivée le mercredi en début d'après-midi Olivier convie le Maire et le quotidien Nice-Matin Menton pour m'accueillir sur les jardins Biovès devant le casino. Karine me fait la surprise d'être présente avec trois de ses élèves et son fils. Le Maire n'est pas présent à ce moment-là, mais a malgré tout dépêché un adjoint pour me féliciter pour l'exploit accompli.

J'ai droit dans les jours qui suivent à une photo dans le quotidien pour annoncer la réussite du défi Corse. L'impact, sur mon organisme, de l'effort que je viens de fournir, me demande un long moment de récupération. Il faut dorénavant que je me tourne vers la mise sur pied de l'événement qui va avec certitude donner une visibilité mondiale, à ma démarche.

Cette fois ci, je veux être prêt, être en condition, avoir une préparation optimale pour être au top de ma forme physique. Renseignements pris auprès d'Olivier pour être prêt musculairement fin septembre, je dois entamer ma construction musculaire à partir du début du mois d'avril.

Chapitre 22

Je prends un temps de réflexion pour analyser l'expérience que je viens de vivre au contact du monde de l'Handicap. Je comprends mieux l'évolution des mentalités de ces dernières décennies. Au milieu des années 90, j'avais déjà constaté une évolution. Les fauteuils roulants ont commencé à subir des évolutions esthétiques, à être conçu pour devenir des produits de consommation désirables. Les matériaux, les couleurs et les finitions sont devenus des critères d'achat. J'avais été étonné d'entendre, un jour, un jeune me dire que son fauteuil aux couleurs fluo lui donnait un succès fou auprès des filles en boîte de nuit ... Ce combat pour exister ne pourrait-il pas passer par l'amélioration des conditions de vie des générations futures. Si les générations qui nous ont précédées ne l'avaient pas fait, on en serait encore à frotter des silex pour faire du feu. Notre passage sous cette forme de vie peut également signifier de s'engager dans un combat pour changer ce qui semble être encore aujourd'hui une fatalité.

Cette période de repli me fait comprendre l'importance de mettre par écrit mon parcours et ma démarche. Je commence en même temps que ma préparation physique à faire de la communication au travers des réseaux sociaux. Je publie durant les six mois qui précèdent la date théorique de l'ascension de la Tour Eiffel, une photo du « Havre Menton » chaque jour avec un commentaire pour le décompte avant le jour J.

Je suis conscient depuis un bon moment que je ne suis qu'un outil d'une volonté bien supérieure à la mienne. Je me retourne régulièrement pour regarder le chemin parcouru et je constate qu'à chaque fois tout est fait pour que je réussisse à passer là où on m'installe des murs pour me faire reculer, abandonner.

Je retrouve sur you tube des images de ce sportif qui a fait installer une rampe pour descendre en roller du premier étage de la Tour Eiffel, événement soutenu financièrement par un énorme sponsor. Il frôle la mort pour un instant de gloire personnelle, voire pire une section de sa moelle épinière ... Ma tentative n'engage aucune installation, ni modification, aucun frais conséquent, je n'ai juste qu'à emprunter les escaliers existants. Je pense pouvoir facilement obtenir les autorisations pour fin septembre. Karine me donne beaucoup de son temps pour la rédaction des courriers. On fera traduire et envoyer un communiqué de presse en six langues différentes, des appels incessants pour obtenir des appuis que ce soit du monde de la recherche, du monde politique ou de la finance au travers de sponsoring.

La tâche s'annonce difficile et Karine me compare souvent à Don Quichotte s'attaquant à des moulins à vent. Elle commence à me dire que je dois penser à vivre pour moi, je lui réponds que mon action est devenue ma vie, je peux et je veux donner ma vie à une amélioration de la condition humaine. Cette image d'isolé me fait souvent peur, je ne suis qu'un petit humain insignifiant, qui suis-je, que suis-je par rapport à l'infini ? À aucun moment, je ne pense que ma démarche est insensée. Je suis au centre de ma vérité, celle que plusieurs millions d'autres personnes partagent avec moi dans l'indifférence la plus totale. La majorité de la société est rassurée par le discours de quelques-uns dont le rôle principal serait la quête de l'épanouissement malgré le handicap. Je pense que la majorité a le pouvoir de donner le sens qu'il veut à la vie et non plus une minorité qui décide pour nous, ce que devraient être nos priorités.

Je réussis à obtenir le numéro de portable de "l'homme qui marche dans sa tête" qui a rédigé de nombreux livres sur sa vie d'aventurier paraplégique à travers la planète. Au bout du fil, je lui raconte mon parcours, il dit me connaître. Il me félicite pour les exploits et dès lors que j'entame ma demande de soutien pour le projet de l'ascension, il coupe court, me disant que malgré le fait qu'il ait travaillé au gouvernement au niveau du handicap, il ne peut rien pour moi. "Juste un contact Monsieur ". "Non Monsieur, je n'ai plus aucune fonction au sein du gouvernement, plus aucun contact". Je suis étonné de sa réaction, dite sur un ton très respectueux ... Des paraplégiques me racontaient qu'à un moment donné de sa vie, il parcourait les centres de rééducation pour prêcher la bonne parole et le droit au bonheur ...

Me revient alors en mémoire, cet ancien pilote de formule 1 que mon attachée de presse me disait connaître personnellement lors de notre premier échange téléphonique en 2011. Sa notoriété et son statut étaient censés m'ouvrir et me faciliter la communication, selon elle. Ce pilote est devenu tétraplégique, donc totalement dépendant d'autrui, suite à la rupture de la suspension arrière de son bolide. Sa voiture part en tonneau et il se rompt le cou lors des essais du grand prix de Rio de Janeiro, le laissant totalement paralysé pour le restant de ses jours. Malgré son très lourd handicap, heureusement pour lui, il réussit malgré tout à intégrer le gouvernement de Nicolas Sarkozy.

Je lui rédige un mail pour obtenir un entretien téléphonique et en retour, il me communique son numéro de portable. Rendez-vous est pris pour un samedi en début d'après-midi. Je fais son numéro et j'entends dans la voix une personne qui n'a plus toute sa capacité respiratoire comme, en fait, de nombreux tétraplégiques. Je me présente et lui parle d'emblée de mon intention de gravir la Tour Eiffel. Dès le début, je le sens assez réfractaire à mon discours, je suis étonné, dépité. Au cours de cette conversation, je lui fais remarquer que je trouve cela admirable que ce soit toujours des personnes non concernées qui parlent du Handicap. Et je lui mentionne le clip vidéo réalisé par Luc Besson pour récolter de l'argent au profit de la recherche de l'ICM, l'Institut du Cerveau et de la Moelle épinière à Paris, du professeur Saillant.

Dans ce clip en noir et blanc, apparaît Jean Reno, avec un cadrage en plongée sur l'acteur couché sous ses draps. Il se réveille et s'assoit au bord de son lit. En voix off, Jean Reno dit :" Comme tous les matins, vous vous levez et ..." Jean Reno se transforme en Jean Todt et qui en voix off dit ; " et comme tous les matins, vous vous dirigez vers la table ..." et il se transforme en Michael Schumacher qui en français, en voix off dit avec son accent allemand :" et comme tous les matins , vous prenez votre petit déjeuner ..." et il se transforme en ...

Ce clip vidéo raconte nos habitudes qui nous semblent immuables sans se douter un instant, qu'un jour ou l'autre, un accident peut bouleverser définitivement le cours de nos existences et la section de la moelle épinière en fait partie. C'est vraiment très touchant, c'est du beau travail. L'objectif sera atteint c'est évident, le financement, grâce aux dons, d'une recherche qui coûte probablement très chère ... Je suis évidemment conscient que l'image de l'handicapé n'est pas très porteuse mais il n'y a qu'une confrontation à la réalité pour pouvoir faire évoluer les consciences.

Il m'interrompt et me rétorque que l'on va en rester là si je continue à dénigrer les démarches qui sont entreprises pour parler du besoin de financement de la recherche. Qu'il est à l'origine de l'idée de ce clip et du scénario, que si je continue à critiquer, il raccroche. Il n'accepte pas le débat, il devient agressif, je voulais juste lui demander du soutien au travers de ses contacts puisque l'on est censé être dans la même quête, la possible réparation de la moelle épinière. Je marche sur des œufs, il lui est tellement facile de mettre un terme à l'échange téléphonique. À plusieurs reprises, il me menace de raccrocher. Tout ce que je dis le heurte, va à l'encontre de ses convictions. Je suis exaspéré de la tournure que prend cet échange, je sens que rien ne ressortira de cet entretien. Je lui pose alors la question qui tue." Monsieur, êtes-vous au courant qu'un paraplégique a traversé la France du nord au sud à la seule force du buste, juste pour faire comprendre à la société que l'humain n'est pas fait pour vivre assis. 1304 km du Havre à Menton avec la peur au ventre de la chute, à chaque pas ... deux millions de pas Monsieur ..." Sa réponse est sans équivoque ;" Mais Monsieur, on ne vous a jamais rien demandé ... Qui vous a autorisé ?... De quel droit prenez-vous des initiatives ?... Restez tranquillement assis dans votre fauteuil roulant devant votre télévision, nous ici au gouvernement on s'occupe de tout. D'ici quinze ans, à force d'acharnement, on aura trouvé la solution pour réparer une section de la moelle épinière" ...

On met un terme à "l'échange". Au travers de ces écrits je veux qu'il sache qu'à chaque fois qu'il va croiser le regard d'un jeune désespéré par la situation à laquelle il est nouvellement confronté, la para/tétraplégie, il faudra qu'il se regarde en face dans la glace et qu'il se dise qu'il avait la possibilité, à son niveau, de faire avancer les choses. Je commence à comprendre la raison du manque de médiatisation de mon périple, de ma démarche, que mon discours n'est passé qu'à un niveau local très restreint, qu'il a été étouffé ...

Mon attachée de presse m'avait dit qu'elle le connaissait personnellement. Elle n'a pas rempli son contrat muselée par des directives, elle n'a pu fournir un réel travail de communication à la hauteur de l'exploit. Durant la conversation, il m'apprend aussi que le monde de la recherche a statué que j'étais "personna non grata". Je pensais que ma démarche et le monde de la recherche sur la réparation de la moelle épinière convergeaient ... Je pensais que nos routes allaient se croiser pour travailler ensemble vers le même but ... Pourquoi cela n'a t'il pas été le cas ?

Des échantillons de vie, comme par hasard, commencent à se succéder et me font comprendre la manipulation de la pensée à laquelle nous sommes exposés. Comme cette interview réalisée par une télévision de ce jeune de 16 ans, d'une cité, qui se retrouve paraplégique suite à une balle perdue. La journaliste lui pose alors cette question durant l'entretien, parce que l'adolescent connaît la personne qui a tiré le coup de feu :" Est ce que vous en voulez à cette personne de vous avoir rendu paraplégique ?" Ce garçon avec encore un visage d'enfant lui répond en toute sincérité :" Non, il ne me visait pas, c'est involontaire de sa part" La séquence s'arrête là et comme un bon vieux film américain des années 60 dont l'incrustation finale est « Ils vécurent heureux et eurent beaucoup d'enfants» Cet adolescent va grandir et être dilué dans la masse. Son combat au quotidien, il le vivra tout seul. La difficulté de vivre une vie où la gestion des dysfonctionnements de la para / tétraplégie devient la principale préoccupation. Il faudra l'interviewer d'ici 20/30 ans lorsque lui et le jeune qui a tiré se croiseront à nouveau, qu'il l'apercevra avec une vie tout ce qu'il y a de plus normale le sourire aux lèvres ... Il le maudira, l'insultera, qu'as-tu fais de ma vie ...?

Dans une autre séquence, un jeune adulte paraplégique, suite à un accident de ski, se fait interviewer dans une salle de musculation. Il a participé aux jeux paralympiques de Londres et il est revenu médaillé en tennis sur fauteuil roulant. Les images se succèdent et en connaissance de cause je constate d'emblée la faible hauteur de son dossier, ce qui signifie qu'il a une lésion très basse. En fait, il est touché, comme moi, en 12 ème dorsale. La différence, c'est qu'il réussit encore à faire passer des informations vers ses jambes et que d'autres en remontent. Le câblage électrique, la moelle épinière, n'est pas entièrement sectionnée. Il tient un discours qui me choque, me heurte. "Il est content d'être en fauteuil roulant, paraplégique, parce que s'il n'avait pas eu son accident, valide, il n'aurait jamais goûté à l'ambiance des jeux olympiques. Son discours le concerne, il l'assume devant les caméras mais je préfère, comme la majorité des gens, de loin avoir une vie en autonomie et libre ...

Le souci que son discours pose est que la société ne fait aucune différence, ne comprend rien aux différents niveaux de lésions. Inconsciemment ou consciemment, il met de nombreuses personnes atteintes d'une section médullaire dans le cas de figure où si lui il peut, tout le monde peut le faire, ce n'est qu'une simple question de volonté et de caractère. J'ai régulièrement le cas ici à Menton où vit un tétraplégique avec une lésion cervicale très haute.

Les personnes qui me parlent de lui, me disent souvent que c'est dommage que Ludovic n'ait pas le même courage, pour se mettre debout et se déplacer comme moi... En dessous de la base de son cou, il ne ressent plus rien, ne contrôle plus rien. Ses triceps ne fonctionnent plus, ses biceps sont faibles et il a subi une intervention au niveau des tendons de la main pour pouvoir utiliser ses pouces et index comme des pinces. Il ne ressent plus que deux doigts à chaque main, c'est vrai il est un peu fainéant ... on est tous les deux assis ...

Dans la suite du reportage consacré au champion paraplégique de tennis, on peut le voir à un moment se lever de son fauteuil et se mettre à marcher vers un appareil pour effectuer un exercice debout. Là est la raison de son discours et l'image de la positive attitude qu'il peut se permettre et qu'il veut tant véhiculer. Son parcours de vie est superbe mais il devrait peut-être penser aux torts qu'il génère aux personnes plus lourdement touchées que lui. C'est peut-être une des raisons qui légitime l'inaction des pouvoirs publics.

Son discours, rend le besoin de recherche, secondaire, puisque si on veut, on peut être heureux malgré la para /tétraplégie, tout n'est question que de caractère. Le jour où un cancéreux vous dira qu'il est heureux d'avoir cette maladie parce que grâce à ça, il a appris à connaître les vraies valeurs de la vie, votre questionnement intérieur sera :"Tu as fumé la moquette"!!!??? ... Est-ce que l'urgence de progrès au niveau de la recherche ne sera plus alors d'actualité ... ??

Je reprends contact avec Nathalie, je lui communique mon intention de créer une page, ouverte à tous, pour partager leur témoignage. Je lui parle d'Orazio qui est italien, il habite à Vintimiglia. Il a été percuté par une moto lors d'une sortie d'entraînement à vélo, il est tétraplégique incomplet depuis 2011. Je veux mettre en image son témoignage d'existence depuis son accident. Pour intensifier la recherche, il fait connaître toutes les facettes des conséquences sur une vie, et pas seulement ceux dont l'intégration sociale est une totale réussite. Nathalie réussira à capter toute l'émotion dans le discours d'Orazio et le mettra en image au travers d'un superbe montage.

https://www.youtube.com/watch?time_continue=7&v=DYiQm
cnINRU

Chapitre 23

Début du mois d'avril, je reprends les entraînements. Des heures à isoler muscle par muscle pour arriver à un contrôle optimal de mon corps en lévitation. Le travail de préparation est différent de celui pour la marche, plus de puissance, plus de renforcement sur les avant-bras, les biceps, les triceps, les épaules et le haut du dos. Le travail de cardio de 50 minutes, sans aucun temps d’arrêt, me donne l'endurance physique et mentale pour enchaîner les mouvements. Je prends comme temps de référence les 458 marches de Beausoleil en 58 minutes, donc normalement, les 1665 marches devraient me prendre environ 4 heures, en théorie.

De nombreux contacts sont pris, des courriers sont envoyés, des prises de rendez-vous. Pas de temps mort, je veux faire de l'événement de l'ascension de la Tour Eiffel, un temps fort malgré le peu de soutien. J'imagine, j'étoffe ma vision de la journée à Paris avec conférence, concert, écran géant pour un direct, un moment festif, de folie. Je suis à la recherche de financements conséquents pour regrouper autour de l'événement des professionnels. La phrase du président du conseil général me revient en tête, à savoir : " Je l'ai soutenu avant, pendant Le « Havre Menton » et je le soutiendrai pour tous ses projets futurs ..."

C'est avec une certaine confiance que je rédige un dossier complet pour présenter le projet de l'ascension. J'obtiens un rendez-vous et je repasse devant cette commission devant laquelle j'étais déjà passé trois mois avant le démarrage du « Havre Menton ». J'argumente mon projet, la raison et ... le budget prévisionnel du coût global pour la réalisation d'une première mondiale. Ils me donneront leur réponse peu de temps après, lors d'un entretien dans un des bureaux du conseil général. Assis derrière son bureau en costume cravate, l'homme me dit :" Monsieur, nous avons pris le temps d'étudier votre dossier et je dois vous dire que le CG06 a de l'argent" ma réaction ne se fait pas attendre et j'affiche un grand sourire, il poursuit : "Nous avons de l'argent parce que le CG06 ne finance plus rien". Mon visage radieux affiche maintenant une mine défaite, je renchéris en lui rappelant le discours qui avait été tenu devant toute la presse. Il me dit que les temps changent et que les priorités du CG06 évoluent également. Je suis prêt à rebrousser chemin quand vient le temps de lui serrer la main et là, avec un sourire en coin à peine dissimulé, il me dit qu'il y a toujours un chèque de mille euros qui traîne quelque part et qu'il va faire tout ce qui est en son pouvoir pour essayer de le récupérer, il ne peut rien me promettre ... « Vous ne vous êtes pas payé un restaurant sur mon compte lui dis-je. Non, il est là et ils sont à vous, si vous en avez besoin. Ils transforment mon action humanitaire en un acte politique de jeux d'humiliations et de dominations. Humilié, dans le besoin de financement, je suis obligé de lui dire que je les prends ...

Je reçois par mail une invitation du nouveau Maire de Villefranche, en fait il s'agit du chirurgien qui a effectué l'ablation de la calcification osseuse sur mes deux hanches fin

2009 à hôpital de l'Archet de Nice. Il me propose de venir faire une présentation lors d'une après-midi qui me sera dédiée, je m'y rends avec Karine.

L'accueil est très chaleureux et le Maire me remet un livre sur l'histoire de la construction de Villefranche au travers des âges. On fait la photo souvenir et j'entame mon discours, je relate tout mon parcours depuis cette intervention chirurgicale. Le personnels de la mairie est très à l'écoute et le Maire très attentif. À la fin de cette rencontre, il me propose de gravir la tour Eiffel avec moi. Lui qui me considérait comme mort en 2010, il va m'accompagner dans les escaliers de la Vieille Dame. Symboliquement, cela ne peut être que puissant et pour finir, un membre du corps médical de réputation mondiale va m'accompagner et crédibiliser ma démarche. J'attendais cela depuis un moment.

Malheureusement mon enthousiasme va être de courte durée, je lui demande un rendez-vous pour être recommandé par lui auprès d'entreprises locales. J'amène avec moi le dossier modifié que j'avais monté pour le conseil général. Je n'ai le temps de ne rien lui soumettre, son attitude est à l'opposé de ce qu'il avait été, de chaleureux, il est devenu froid, ses traits sont tendus et d'emblée, il me dit : "Vous allez avoir à changer de discours autrement vous allez vous faire écarter, écraser" l'histoire se répète à l'infini, j'ai déjà entendu ce discours ... je ne le reverrai plus jamais et il ne montera jamais la Tour Eiffel avec moi ... Pourquoi ?

Je reprends mon bâton de pèlerin pour trouver les financements destinés à couvrir les frais qui vont être engendrés. De nombreux contacts sont pris et j'obtiens régulièrement des entretiens. Je fais parvenir à de nombreuses entreprises de la région mon dossier avec le budget prévisionnel.

C'est lors d'un déplacement sur Nice avec les transports en commun que je vais vivre la situation qui va me faire ressentir une des plus grandes humiliations de ma vie.

À la sortie des bureaux d'une entreprise avec l'espérance d'avoir réussi à convaincre la direction, je ressens une terrible douleur au niveau du bas de mon ventre. La sensation s'estompe assez rapidement et je continue ma route vers l'arrêt du bus 100. À peine installé à la place qui nous est réservée, je ressens une douleur encore plus aiguë au niveau de mes intestins. Le bus roule doucement et atteint Villefranche quand les personnes qui m'entourent, chacune à leur tour, scrutent les semelles de leurs chaussures. Je comprends ce qui est en train de se passer, je me suis sali. Je n'arrive plus à réfléchir, l'odeur, j'ai envie de disparaître, qu'est-ce que je fais ?

Je ne peux pas imposer ça à tout le monde jusqu'à Menton et il faut encore passer par Monaco. À l'arrêt de Villefranche, une personne descend et juste avant que les portes ne se referment, je donne une puissante impulsion sur mes roues et je saute du bus sans la rampe. La hauteur de quarante centimètres me fait remonter le choc de l'impact dans tout le corps, je me fais très mal au dos. Sans me retourner, je fuis ce bus et ce moment. Je commence à réfléchir à trouver une solution et je pense à un ami. Je l'appelle, heureusement, il n'a pas le temps de venir. Je lui aurais imposé ça ...

Dès lors, je me dirige vers la gare, on est en milieu d'après-midi. Je vais rester six heures sur ce quai de gare à attendre un train où il y a un minimum de monde. Arrivé à Menton, il fait noir et je longe les murs pour parcourir les 1,5 km pour arriver chez moi. C'est le prix à payer pour une intégration sociale, je veux agir mais cela a un prix. Quand la société bien-pensante, me parle des marches d'escaliers et des trottoirs comme principales causes d'inaccessibilité, laissez-moi vous dire ...

Je dois essayer de faire abstraction de ce moment et continuer, la raison de mon combat passe par la vulgarisation des conséquences d'une section de la moelle épinière. Je fais la connaissance de Sébastien qui habite Saint Agnès et qui fait des études dans l'audiovisuel. Il vient de créer une page d'informations sur YouTube : « J'aime pas l'actu". Il me voyait avec Moses à Menton quand lui était encore un enfant. Cette image du fauteuil et de ce chien qui, sans laisse, me suivait partout la tête calée entre les deux roues, l'avait marquée comme pour beaucoup de monde. Il m'explique lors de cet entretien qu'il subit, depuis peu, au quotidien la maladie de Crohn , qu'il me comprend quand je lui parle de mon mal être. Je lui propose de m'accompagner et de faire un montage lors de mon ascension fin septembre. Il me dit qu'il sera probablement présent à cette date sur Paris. Il m'invite à faire un court métrage " Le sens de nos vies" pour expliquer mon parcours de vie et la raison de ma démarche entreprise ces dernières années.

https://www.youtube.com/watch?v=PFIKkHNDmbY&t=466s

Mes journées sont rythmées par une préparation intensive, à gérer ma vie de tous les jours et cette quête inlassable d'un soutien financier. J'harcèle quotidiennement, par téléphone et par courrier, le monde de la recherche, les politiques, les sponsors ... et la Société d'Exploitation de la Tour Eiffel.

Celle-ci me semble peu encline à m'ouvrir les portes, ni à me faciliter les choses pour la réalisation de mon projet.

Johnny, mon ami de longue date, m'accompagne régulièrement pour mes entraînements sur les marches d'un hôtel situé en bord de mer à Menton. On ne s'était plus réellement fréquenté depuis ma dernière participation à la "No finish line" en 2008. Je recherche quelqu'un pour m'accompagner à Paris fin septembre et il est disponible à ce moment-là, les choses se mettent tout doucement en place. Je suis à présent persuadé que les choses vont se faire, c'est écrit. Je ressens cette force qui me pousse à bousculer tout ce qui tend à vouloir isoler le discours de ma démarche, à aller à l'encontre des refus que l'on m'oppose de toute part.

Les démarches avec la SETE s'éternisent et s'enlisent, rien de concret ne ressort de nos multiples échanges. Je vais tenter un coup de poker, je fixe une date pour me rendre à Paris, en annonçant par voie de presse mon intention de monter le "Monument" le 21 septembre. Je reprends contact avec Monsieur Kamerbeek qui est le directeur de l'hôtel Marriott Rive Gauche. Depuis ma première participation à la "No finish line" à Monaco, j'ai un contact privilégié avec les gens de cette société, dont la politique maison est de soutenir les actions humanitaires. Je leur expose mon projet et c'est sans aucune hésitation qu'ils m'assurent prendre l'intégralité du séjour à leur charge, pour moi et mon accompagnateur. Je loue une voiture le 17 septembre pour sept jours, je désire repasser par un endroit hautement symbolique de mon parcours du « Havre-Menton ». J'ai besoin de revoir ces endroits que je n'ai plus jamais revus, revivre des instants qui ont été magiques.

Clamecy, en Bourgogne, est l'endroit où ma traversée de la France a pris une toute autre dimension, l'espoir de rallier la société à mon discours est né là. Sur la route, on s'arrête encore à Fontainebleau, je veux retrouver des personnes qui m'ont apporté leur aide sans rien attendre en retour. Je pense souvent que tout reste figé mais en fait tout est en perpétuelle transformation et je ne retrouve pas l'ostéopathe qui m'avait manipulé, je désire tellement la remercier.

On arrive le jeudi en fin de journée dans le centre de Paris. Johnny a grandi quai Branly à deux pas de la tour Eiffel et il s'y promène comme dans un village. Il est chez lui et connait tous les chemins de traverse pour éviter les bouchons. Nous arrivons au Marriott boulevard Général Jacques, le directeur et toute son équipe nous souhaite la bienvenue. Ils me disent qu'ils sont fiers de nous avoir parmi eux. Nos bagages déchargés de la voiture, on prend l'ascenseur pour l'appartement sur le toit.

L'appartement est luxueusement décoré, vaste et une grande baie vitrée donne sur Paris by night. Elle brille de mille feux, au loin, Johnny m'indique la butte de Montmartre. Je m'émerveille comme un enfant qui découvre pour la première fois la magie de la nuit. Tout est aménagé pour que je puisse circuler facilement, la salle de bain est équipée avec une douche à l'italienne. Je peux glisser mes jambes sous le lavabo, tout a été conçu pour donner l'accessibilité à tout un chacun. Les lits, aux matelas confortables, me font dire qu'il me faudra un GPS pour trouver la sortie le lendemain matin. Je m'endors ce soir-là confiant, tout s'annonce sous les meilleures auspices.

Après un petit déjeuner copieux dans la zone VIP, nous nous rendons à mon rendez-vous de 11h Quai Branly au siège de la SETE. Au premier étage d'un immeuble de verre, nous nous présentons à l'accueil. Malgré la moquette au sol, l'endroit n'est pas très chaleureux. Le ciel que j'aperçois au travers des vitres est plombé et assombrit encore plus cette immense réception. Au bout de cinq minutes d'attente, une femme aussi haute que large apparaît. Je mets à ce moment-là un visage sur la personne avec qui je communique depuis plusieurs mois. J'engage la conversation en lui disant que je suis là pour monter "le Monument" ce dimanche. Elle me dit avec un ton plein d'assurance que cela ne va pas être possible, que pour une raison de sécurité tout doit être étudié. Je lui réponds que cela fait plus d'une année que le premier contact a été pris et qu'aucun signe de bonne volonté de leur part ne m'a été manifesté. Que j'ai prévenu les médias que j'allais tenter l'exploit ce weekend. Que des gens me soutiennent, que des sponsors me financent.

Je me heurte à un refus catégorique de sa part mais elle ne ferme pas définitivement la porte. Johnny commence ouvertement à lui donner raison, ce qui m'exaspère mais j'essaye de ne rien laisser transparaître. Je réalise, à ce moment-là, que si j'avais démarré le « Havre Menton » avec lui comme c'était prévu, jamais je n'aurais marché plus de trois jours et que ce n'est pas lui qui s'est écarté de moi, mais c'est la vie qui l'a éloigné de moi.

Elle me propose directement une date pour la fin novembre, je lui rétorque que les conditions climatiques risquent d'être déplorables à pareille époque de l'année. Je ne peux pas vous laisser monter durant les périodes où la fréquentation est la plus importante, j'ai un résultat financier à assurer. Malgré l'affluence constante tout au long de l'année, le mois de novembre est significativement un peu plus calme. Il vous faudra participer à des réunions de travail pour élaborer tous les besoins qui vont être engagés.

Elle me fixe quatre dates qui s'étalent sur un mois et demi pour assister aux réunions. "Madame, je vis à Menton qui se trouve à plus de mille kilomètres d'ici et, pour moi, tout déplacement engage beaucoup de contraintes. Ne pourrions-nous pas envisager de faire les quatre réunions en une seule journée ? "Si vous manquez ne fusse qu'une seule réunion Monsieur, on arrête tout ... vous n'êtes vraiment pas professionnel ...! " Elle me propose d'aller faire un entraînement, un repérage des lieux durant le weekend. "Est ce que je peux aller faire deux entraînements sur deux jours Madame ? "Monsieur, vous utiliserez les escaliers ouverts au public, vous pouvez monter autant de fois que vous le désirez". " Pouvez-vous me fournir un pass pour mon accompagnateur et moi ?". " Monsieur, à chaque fois que vous monterez, vous allez avoir à payer les cinq euros par personne, comme tout le monde ...!".

Je ressors de cet entretien avec la colère au ventre, autant de mépris pour ma démarche et Johnny qui a abondé dans son sens. On retourne à l'hôtel et j'annonce que mon ascension est reportée au 29 novembre de cette année. Je relate les circonstances au directeur qui, malgré tout, m'assure de son soutien, que la chambre sera réservée pour chacun de mes séjours sur Paris ... plus de mille euros la nuit !!!

Nous nous rendons le samedi matin sur le site de la tour Eiffel, le personnel de la sécurité est au courant de ma venue. L'accueil est un mélange de respect et d'admiration pour ma tentative de réaliser un exploit qui représente une première mondiale. Ils me suivent avec les caméras de vidéosurveillance pour prendre les devants en cas de problème. La première photo prise par Johnny au début de mon premier entraînement en condition réelle, est une photo exceptionnelle qui me servira à illustrer à chaque fois l'événement dans les médias.

Le lundi matin, en début d'après-midi, on refait une nouvelle ascension du 1er étage avec cette fois la présence de Sébastien de "Je n'aime pas l'actu" venu mettre en image l'entraînement en vue de l'exploit. Je me sens vraiment très bien parce que je suis prêt physiquement pour ce qui devait être le Jour J, je suis affûté et mentalement au top pour ce qui est de ma capacité à le réaliser. Le passage incessant du public qui emprunte l'escalier jusqu'au premier étage m'oblige, vu l'étroitesse de l'escalier, à m'arrêter toutes les trente secondes.

En fin de journée, on prendra l'ascenseur pour rejoindre le deuxième étage et là est la raison pour laquelle aucun paraplégique cloué dans son fauteuil n'a jamais atteint le sommet. Une volée d'escaliers barre la route pour rejoindre l'ascenseur qui mène au troisième et dernier étage. J'emprunte ces marches debout et je me présente devant une porte grillagée qui interdit l'accès au public sauf en petit groupe de six personnes encadrées. L'escalier est très étroit et m'empêche l'utilisation de la béquille, c'est un mal pour un bien parce que je réalise que je peux prendre appui sur les rampes de part et d'autre. Pour moi, à ce moment-là, j'imagine que les mille dernières marches vont être une partie de plaisir après avoir souffert sur les 665 premières marches. Je me sens confiant et je monte à l'aise cent marches et je les redescends. Je suis vraiment confiant. La veille au soir du retour sur Menton, je reçois un appel de l'un de mes cousins d'Amérique qui me parle de la vieille Europe, de la mentalité, du manque d'ambition ... Que si j'avais traversé les Etats Unis en marche pendulaire, tout serait différent pour moi là maintenant. Que les américains sont friands d'exploits humains ... Je suis tellement centré sur mon action ici que je prends son discours au second degré. Je me concentre sur la réalisation de l'ascension du 29 novembre, persuadé du succès inéluctable, il ne peut pas en être autrement ...

https://www.youtube.com/watch?v=ZUFXe30Ia1g

Le mercredi matin, on laisse Paris derrière nous avec le goût amer, pour moi, d'un échec relatif. J'ai à l'esprit tous les rendez-vous à venir et ce que cela va impliquer. Le problème avec le recul de la date, va être le maintien de ma tonicité musculaire, gérer la fatigue des aller/retour qui va s'accumuler. Olivier me prévient que ce sera une difficulté supplémentaire que de redescendre en intensité de travail musculaire et remonter une nouvelle fois en tonicité pour être prêt le 29 novembre.

Dans le même temps, Johnny m'annonce qu'il ne pourra plus se libérer que pour le 29, le jour programmé pour l'ascension. Il faut désormais que je me mette à la recherche de quelqu'un pour assurer la relève. Ce sera Sébastien Sabin, qui dans son parcours professionnel a été chargé de communication dans une grande entreprise. C'est un avantage pour moi, cela donne un côté "professionnel "lors des différents rendez-vous à Paris avec la SETE. Beau gosse avec du bagout, le costume de rigueur donne un sérieux coup de crédibilité à nos échanges. Et à chaque fois cet accueil exceptionnel au Marriott Rive Gauche. La SETE est en position de force et verrouille à tous les niveaux, je suis demandeur ... Pas de rassemblement au bas de la tour, un seul média dans les escaliers. Une personne devant moi et une autre derrière moi pour assurer ma sécurité, personne d'autre. Je leur signale que la mairie de Paris me parraine et que le matin, j'espère au démarrage avoir des représentants officiels de la ville. Je leur fais remarquer qu'un courrier d'invitation a été également rédigé et envoyé au palais de l'Elysée, que là aussi j'espère avoir au moins un représentant. Ils sont réticents, très réticents, ils me justifient cette attitude par le risque d'attentat ... Je figure en bonne place sur la page officielle de la ville de Paris et ils me font savoir que l'événement sera annoncé, une semaine avant, sur tous les panneaux à affichage digital de la ville.

J'espère bousculer l'ordre établi, toutes ces forces invisibles qui veulent laisser mon discours dans l'anonymat et rassembler un maximum de monde pour un moment de partage et de fête.

Les jours et les semaines défilent, j'invite au travers des réseaux sociaux toutes les personnes à venir me rejoindre pour le début de l'ascension. Le docteur Sornay, lors d'une de mes consultations hebdomadaires m'annonce qu'il a réservé un billet d'avion pour sa femme et pour lui, ils ne veulent pour rien au monde rater ce moment-là. Karine arrive également le matin du grand jour par avion.

La journée du vendredi est un moment de décontraction, le réveil sonne à 7h du matin. Je travaille l'échauffement musculaire avec l'appareil d'électro stimulation, les étirements. Je m'applique à me centrer sur ma respiration pour faire le vide, ne plus réfléchir. Je me sens vraiment bien mais avec toujours, dans un coin de ma tête, la gestion de mes problèmes intestinaux. Comment vais-je le vivre si cela devait à nouveau se produire malgré toutes les précautions prises. À partir de maintenant, il n'y qu'une seule raison qui pourrait m'empêcher d'essayer d'atteindre le sommet du monument le plus visité au monde : des vents à plus de 80 km/h. Dans ce cas de figure de conditions climatiques extrêmes, la Tour se voit interdire tout accès.

Je prévois de me lever pour cinq heures du matin, je me mets au lit à vingt et une heures. Je me couche fatigué mais une chose étrange se produit, je n'arrive pas à glisser dans le sommeil qui est gage de récupération et de régénération de l'organisme. Normalement je n'ai aucun problème de sommeil, je ferme les yeux et une seconde après je dors ... Je garde les yeux grands ouverts, je me sens en forme, je regarde avec une certaine angoisse les heures qui défilent. Je me tourne, me retourne, que se passe-t-il ? Il est 4h30 et Paris ne s'éveille pas encore ... mais je me décide à commencer à faire ma préparation. Je viens de vivre une nuit blanche, est ce que je vais avoir un coup de pompe dans la journée ? Quelle incidence cela va-t-il avoir dans l'effort ? Je reste un peu plus longtemps que d'habitude sous la douche, je n'ai aucune sensation de fatigue. Allongé sur mon lit, je triple le temps de préparation musculaire avec l'appareil d'électro stimulation. Sébastien se réveille et une fois prêt, nous descendons prendre le petit déjeuner.

Le jour se lève et le ciel laisse entrevoir une superbe journée sans l'ombre d'un nuage, j'ai vraiment beaucoup de chance. On arrive à 8h au bas de la tour, je me redresse et je prends appui sur une barrière pour étirer mes psoas. Sébastien part récupérer Karine à l'aéroport, entretemps arrive Olivier que j'ai sollicité pour assurer ma sécurité dans les escaliers. Sans aucune hésitation, il a accepté. J'avais rencontré Olivier à Joigny durant le « Havre Menton », ils avaient avec mon préparateur physique fait leur service militaire dans le même régiment. On ne s'est plus revus depuis mon passage à Joigny, en 2011, mais j'ai la sensation de l'avoir vu la veille ... sauf qu'une barbe comme la sienne ne pousse pas en une nuit ! Karine arrive, Séverine ma voisine, son mari et leur fils sont également là. Il y a du monde qui commence à arriver, la pression monte doucement. Sophia, une parisienne qui a vécu un moment sur Menton avant de revenir sur Paris, elle aussi est là. Mon hôtesse de l'air préférée est là, celle que j'avais croisée du côté de Cluny et qui nous avait fait vivre un gros moment de fou rire dans le camping-car.

Je suis dans l'émotion de voir toutes ces personnes présentes, je suis un privilégié. Je vois apparaître le docteur

Sornay et Michelle, sa femme. Et sœur Christophe qui travaillait à la villa Blanche, une personne discrète mais qui se souvenait très bien de Moses ... et de moi. Pascale, celle grâce à qui l'aventure du « Havre à Menton » a pris une autre dimension et son ami.

Arrive l'équipe de France 3 île de France, les premières prises de vue et les premières interviews. Sébastien de "Je n'aime pas l'actu" n'est pas présent faute de temps et se fait remplacer par son assistant Maxime.

Dix heures se rapproche et je me dirige debout vers un escalier de service situé sur un autre pied de la Tour pour ne pas déranger le flux des visiteurs. Je vais démarrer cet exploit en étant éveillé depuis 27 heures ... Le Docteur n'est pas loin, il marche avec moi sur la distance qui me sépare de la ligne de départ. Sans réfléchir, instinctivement je lui demande s'il veut m'accompagner dans les escaliers. Je demande l'autorisation au service de sécurité qui accepte la présence du Docteur et de sa femme. Le coup d'envoi est donné et j'entame la montée d'une dizaine de marches avant de passer la barrière de sécurité.

Ce pied de la Tour Eiffel sert à entreposer du sable, des gravats et je suis obligé de "marcher" sur un tas de gravier pour atteindre l'escalier en colimaçon. Pourquoi me faire subir ça, l'escalier sur lequel je m'étais entraîné était facile par rapport à celui-ci. Jamais il ne m'avait été suggéré que dès le départ, j'allais perdre autant d'énergie aussi inutilement, autrement je m'y serais préparé.

L'escalier en colimaçon, de par l'étroitesse des marches en triangle, finit de m'achever. Sur une hauteur de deux étages, l'effort me vide de toute mon énergie. Pourquoi me faites-vous cela, je me pose sans cesse intérieurement cette question, pourquoi ? Arrivé sur des escaliers à angles droits, je prends le temps de me recentrer, de prendre un temps de récupération mais le mal est fait et je vais traîner tout au long de l'ascension les conséquences. Je prévoyais d'atteindre le sommet en quatre heures, France3 s'est calé sur mes prévisions et nombreux sont mes accompagnateurs venus en tenue légère. Maxime le caméraman est là juste avec une fine polaire. La perte d'énergie plus le faible diamètre de la rampe font que je me crispe de plus en plus, ne pas réfléchir, marche après marche, je souffre, je suis dans une souffrance extrême ...

J'atteins le premier étage après 347 marches, la foule grossit de plus en plus. Je reconnais un couple de français qui vit et travaille sur Monaco, cela me fait beaucoup de bien de voir tous ces visages connus. L'ambiance est festive et chaleureuse, les encouragements fusent de toutes parts, je me sens bien ... J'attaque les 318 marches pour atteindre le deuxième étage. Mes épaules et mes triceps commencent vraiment à me faire souffrir, dû à la répétition de l'effort, de la fatigue, mes muscles restent en contraction, c'est terriblement douloureux.

Heureusement pour moi que le docteur est là. Il s'applique à me décontracter les muscles, il fait froid mais il a très chaud. Cela lui demande un effort énorme pour casser les contractures de mes épaules et triceps. Péniblement j'atteins le deuxième niveau, je suis comme un mort vivant, j'ai le visage marqué par l'effort, je n'ai plus d'énergie. Je lève la tête et j'aperçois le sommet qui est mille marches plus haut, comment vais-je faire, je suis épuisé, je souffre mentalement.

La journaliste de France 3 me fait une interview et me signale qu'elles avaient prévu quatre heures pour tout l'événement et que là, elles doivent partir couvrir un autre reportage. J'entrevois une lueur d'espoir pour avoir une chance de rejoindre le sommet, la sensation de facilité que j'avais eu lors des essais le 23 septembre. Je passe la porte qui interdit le passage au public, il y a une odeur désagréable de cuisine, je longe l'arrière du restaurant Jules Verne. Je me place face à la première marche et j'essaye de prendre appui simultanément sur les deux rampes pour me soulever. Je n'ai plus de force, la douleur dans les épaules est insoutenable et ... il me reste encore mille marches.

Pour la première fois, je pense à abandonner, "ils" m'ont eu ... Je reprends mes esprits et j'essaye de me centrer. En une fraction de seconde, je pense avoir une solution pour continuer de gravir vers le sommet, le toit du monde pour moi à ce moment-là. Je laisse partir mon corps en arrière en m'agrippant aux rampes bras presque tendus. Durant cette phase de bascule, j'incline mon corps vers la droite grâce à une contraction de mes obliques que je ne ressens plus mais dont j'ai encore le contrôle total ... et du fait de l'inclinaison, ma jambe gauche part dans le vide vers l'arrière, elle arrive en butée et je donne une impulsion en contractant mes obliques gauches, que je sens intégralement mais dont il me reste peu l'usage en terme de force. En rotation et en appui sur ma jambe droite, je place alors mon pied gauche sur la marche suivante. Je tire sur mes bras en contractant à nouveau mes obliques gauches qui sont très faibles pour amener ma jambe droite dans le vide et ainsi la déposer sur la même marche que ma jambe gauche. Une marche ... 999, 998, 997, ...

Le temps passe très vite et le soleil commence à disparaître sur la ligne d'horizon. Je suis dans l'effort mais les personnes sont statiques, à suivre mon évolution. Sébastien commence sérieusement à souffrir du froid, Maxime avec sa tenue non adaptée au froid souffre également. La femme du docteur est en train de greloter, je suis inquiet de la longueur de l'ascension. Je demande à Farid qui assure la sécurité sur le monument et qui nous accompagne depuis le début, si je peux continuer. Je vous accompagne jusqu'au sommet, qu'importe le temps que cela prendra.

Il y a un bruit mécanique, métallique à chaque fois que les ascenseurs montent et descendent à proximité de nous. Avec l'obscurité, la sensation de vide est amplifiée. Depuis l'attaque du troisième étage, les marches sont constituées de grillage et me donne l'impression de ne reposer sur rien, d'être dans le vide. Lors de mes multiples moments de pauses, je le réalise et cela me provoque le vertige, l'angoisse du vide. Cela me pousse à ne plus m'arrêter.

À 18H, Sébastien reçoit un appel de France 3 pour savoir si je peux passer en studio pour le Soir3 de 19H. Sébastien me pousse à arrêter pour faire passer mon discours à l'écran. C'est tentant pendant une fraction de seconde mais de suite je lui réponds :" Je ne suis pas arrivé au sommet et toi tu connais le prix pour avoir le droit d'être ici. Si je m'arrête maintenant, plus jamais ils ne me laisseront retenter l'impossible"

Je comprends sa souffrance avec ce vent glacial et son envie d'en voir la fin. Il me « tente » encore une fois en me disant que c'est une occasion unique qui ne se représentera pas une deuxième fois au niveau de la communication. Je lui réponds
:"Si je m'arrête maintenant, Je ne réussis pas mon défi, je continue". Olivier avec son téléphone réalise des superbes images de Paris by night vu de la Tour Eiffel. Chacun souffre à sa façon mais plus rien ne sera dit. Le sommet se rapproche et Karine partie en éclaireuse m'annonce qu'il y a encore un

escalier en colimaçon, je l'entends mais ne l'écoute pas, je n'analyse pas.

Je me retrouve devant ces escaliers en colimaçon qui, je le sais, vont entraîner une débauche d'énergie, énergie que je n'ai plus. Je ne réfléchis plus mais j'envisage de les monter en marche arrière comme j'avais appris dans le centre de rééducation trente ans plus tôt. Dos aux marches, je prends la rampe de la main droite et j'appuis sur le cylindre métallique central sur lequel sont fixées les marches. J'écarte un maximum les doigts de ma main gauche pour avoir une accroche et je me soulève ainsi jusqu'au sommet. J'aperçois toutes les personnes qui sont restées durant toutes ces heures pour fêter avec moi cet instant unique au monde. Mais pour atteindre le sommet ultime je dois encore gravir une quinzaine de marches.

J'aperçois au bas des marches Carine mon hôtesse de l'air préférée qui est encore là, je lui prends la main. Ce geste parce que je veux me nourrir de son énergie, ce contact d'une fraction de seconde me donne la force de finaliser l'exploit ... un paraplégique sur le toit du monde. Le moment est intense, le partage est unique, ils m'ont tous soutenus, portés vers l'inimaginable, l'inconcevable, l'impensable ...

Neuf heures trente d'effort pour gravir à la seule force du mental et de mon buste les 1665 marches du monument le plus connu au monde. Pourtant un drôle de sentiment m'envahit, celui d'une forme d'échec. On ne s'éternise pas et je redescends par l'ascenseur les trois étages, on me recouvre d'une couverture, je grelotte de froid, j'ai le buste entier tétanisé.

Arrivé en bas, j'ai les félicitations du personnel de la Tour qui a suivi la montée derrière les écrans de surveillance. Je veux voir Olivier pour le remercier ... on me prévient qu'il est reparti en métro, je l'imagine après avoir touché le ciel avoir à descendre sous terre, pour rejoindre la gare de Lyon avec le métro et rentrer à Joigny. Je me sens très mal parce qu'il m'a offert le bien le plus précieux, son temps et je n'ai pas pu le remercier. On reprend la voiture pour rejoindre l'hôtel.

À aucun moment, il n'y a eu un représentant officiel de l'état, ni un du monde de la recherche et ce malgré toutes les invitations envoyées. La Maire de Paris, Anne Hidalgo, m'enverra dans les jours qui suivent un courrier de félicitations pour mon combat, qu'elle comprend et soutient ... Le président Hollande me félicitera également par courrier prétextant un agenda complet pour justifier son absence ... Paris ville lumière ... La France pays de démocratie et des droits de l'homme ...

Cet événement n'avait pas comme but la performance physique mais elle devait servir d'aimant pour attirer l'attention de la société sur une forme d'existence qui ne devrait plus être tolérée de nos jours ... l'humain envisage d'aller sur Mars ...

https://www.youtube.com/watch?v=eKKtY795xmQ&list=PLi-6P248oTM1ss-ye_Jr34g2tfKbmys5G&index=5
https://www.youtube.com/watch?v=ns7Tt_OzUeA&list=PLi-6P248oTM1ss-ye_Jr34g2tfKbmys5G&index=3
https://www.youtube.com/watch?v=6Ym-h0Vw_B0&t=64s

Chacun retourne à sa vie le dimanche en cours de journée, Sébastien et moi reprenons la route, vers le sud, le lundi matin. Je vais avoir les yeux fermés pratiquement tout le long du trajet, je suis vidé par l'effort fourni, je n'arrive pas à garder les yeux ouverts. À chaque instant éveillé, je me questionne, en conscience, pour quelle raison le sort continue-t-il à s'acharner sur moi de cette façon. Les retombées médiatiques sont quasi nulles, j'ai la sensation que tout a été extrêmement bien verrouillé, contenu pour éviter la propagation de mon message. De retour à Menton, je vais à nouveau contacter la presse pour faire connaître la réussite d'un exploit unique au monde. Je contacte également plusieurs magazines à gros tirages de Monaco, ils me réalisent de superbes articles sans que cela déclenche quoi que ce soit. Ma bouteille à la mer doit probablement disparaître dans le flot, dans les vagues incessantes des informations.

Je me retrouve les jours qui suivent bloqué au lit avec une terrible fièvre. Je maltraite mon organisme pour une société qui reste sourde et muette à mon discours, je paie les conséquences seul, cloué, au fond de mon lit. Je suis prêt à donner ma vie pour que ma paraplégie ait un sens, pour que ma paraplégie serve à quelque chose. Pourquoi la vie m'a-t-elle donné le droit de continuer à vivre sous cette forme si ce n'est pour avoir la possibilité d'agir pour mon prochain.

Souvent je reprends la boîte en pin où se trouvent les cendres de Moses mon golden retriever. Depuis déjà un moment à chaque fois que je prends cette boîte en mettant la main gauche en dessous et la main droite par-dessus, je ne le ressens plus. J'en parle à Karine qui me dit qu'il est peut-être définitivement parti. Sa mission de vie terminée, il est venu le temps pour moi de le rendre à la vie, à la terre.

Dans un premier temps, je suis totalement réfractaire à cette idée. J'ai partagé seize années avec lui, il était mon ombre, je l'emmenais partout avec moi. Il venait avec moi régulièrement au cinéma et grâce à la climatisation et à la moquette, il profitait de ce moment pour un repos bien mérité.

Le problème c'est quand il y eut un jour une scène de tendresse avec un baiser torride ... et dans un silence de cathédrale il se mit à ronfler ... ça a fait un peu désordre pour les autres spectateurs et a gâché quelque peu le romantisme de la scène.

Durant le « Havre- Menton », dans mes moments d'épuisements et de doutes, je prenais régulièrement la boîte entre mes mains, je fermais les yeux. Je ressentais tout son corps musclé, l'arrière de ses cuisses, son dos. J'éprouvais une sensation magique, je m'imprégnais, je me nourrissais de son énergie. Je repartais dans l'effort gonflé à bloc alors que l'instant d'avant je me sentais au bord de la rupture physique et mentale. Il m'a accompagné sur tous les événements et je ne peux me résoudre à le laisser partir. Je reste une semaine entière chez moi pour récupérer un minimum d'énergie.

Durant cette période de retrait et de réflexion, je finis par me faire à l'idée de laisser partir Moses, je ne dois pas être égoïste. Je demande à Karine de m'accompagner à Saint Agnès, le point le plus haut du littoral européen. J'ai symboliquement choisi cet endroit parce qu'ainsi de n'importe quel endroit de Menton où je me trouverai, je pourrai l'apercevoir. On se gare au sommet de la montagne sur le parking et je redescends en fauteuil la route. Deux cents mètres plus bas, j'emprunte un tunnel creusé dans la roche qui débouche sur le sentier qui mène à Menton. L'endroit a une vue panoramique imprenable, je surplombe la méditerranée, il se dit que par temps clair que l'on peut apercevoir la Corse distante de 180 km. Le terrain en pente est recouvert de broussaille, je trouve une surface dégagée de toute végétation, ce sera là. Cette journée de décembre est magnifique, il fait presque trop chaud pour cette période de l'année. J'ouvre la boîte et je déchire le plastique où se trouvent ses cendres.

À cette époque de l'année, le soleil passe très bas au-dessus de la mer et se retrouve pratiquement face à moi. Je perçois à contrejour les poussières que je jette en l'air et qui se déposent sur le sol. Je suis triste mais je pense avoir pris la bonne décision. En quelques minutes, ma vie en sa compagnie défile devant moi, progressivement le sachet se vide. Comme pour le retenir encore un peu avant son départ définitif, je garde l'équivalant d'une poignée dans ma main. Adieu Moses, adieu "ma cacahuète", pars...

Je jette en l'air les dernières cendres, je les regarde partir en l'air, monter et d'un coup, une violente rafale de vent venue de nulle part me renvoie ses cendres sur moi, j'en suis entièrement recouvert ...Il n'y avait pas eu un brin de vent jusque-là et il n'y aura plus un brin de vent après ... Que vient -il de se passer, d'où vient ce souffle de vent ? Je pars rejoindre Karine qui est allée sur la terrasse du Saint Yves, un bar-restaurant, prendre un café en m'attendant. Je lui raconte cette anecdote qui me fait penser à une séquence totalement surréaliste, surnaturelle. Elle m'explique qu'il sera toujours là pour moi. Que cette bourrasque de vent qui le fait revenir vers moi signifie qu'il sera en moi pour le temps qu'il me reste à vivre, que jamais il ne me quittera ...

Je pense que l'énergie de cet être d'amour m'a accompagnée pour m'aider à traverser toutes les difficultés de cette période de mon existence. Il a été encore là pour moi même après sa mort physique, pour me soutenir dans la réalisation de l'impossible. Il est deux heures du matin, la ville dort au moment où j'écris ces lignes et je le ressens, il n'est pas loin. J'ai la sensation qu'il va apparaître d'une seconde à l'autre, les yeux mi-clos, la gueule fripée après un bon gros sommeil et me lâcher un énorme soupir de contentement ... me suggérant : "Bon alors, c'est quand qu'on mange ?"

Après les fêtes de fin d'année, je me décide à mettre sur pied une conférence dans ma ville d'adoption. Durant mes premières années ici, Moses mon chien a été un trait d'union involontaire avec la société et ensuite mes différents passages dans les médias, pendant « Le Havre - Menton », ont fini de me rendre populaire sur la région.

Chacun a interprété à sa façon ma démarche mais il manquait à tous un élément essentiel, la réelle compréhension des conséquences d'une section de la moelle épinière. C'est dans ce but précis que je désire créer un moment d'échange avec la société au palais de l'Europe à Menton. Je sollicite la Mairie par courrier pour obtenir une facilité au niveau de la tarification. Pour les deux heures que j'envisage d'occuper la salle, le prix est de mille six cents euros mais le maire m'offre la gratuité. Par contre, par souci d'honnêteté envers la population Mentonnaise, il doit me facturer les trois personnes en charge de la sécurité en heures supplémentaire et au taux horaire de nuit. Par souci d'honnêteté, il ne peut faire supporter à la communauté les huit cents euros de coût salarial des trois employés.

Si tous les politiques de notre beau pays étaient comme notre maire adoré, la France s'en porterait nettement mieux. Je suis très reconnaissant de son geste que je ne peux que saluer. On fixe la date pour le mardi 31mars, Karine me dit que malgré que cela soit en semaine, ce n'est pas un si mauvais jour. J'aurais préféré une veille de weekend ou un samedi soir. Le calendrier des réservations étant fixées longtemps à l'avance, je m'incline. Avec Karine, on prépare un power point pour illustrer le discours avec en ouverture la projection du film de l'ascension de la tour Eiffel. Je contacte tous les médias qui se trouvent dans mon carnet d'adresse pour faire l'annonce de la soirée, la presse écrite et les radios. Hugues Nicolas me réalise comme à son habitude un superbe reportage pour France 3, je souhaite une salle pleine à craquer. Je propose au docteur Sornay et à Olivier Amalberti, mon préparateur physique, de me soutenir, de m'appuyer dans mon discours. Ils s'acceptent sans aucune hésitation et ainsi j'aurai le discours de professionnels de la santé pour répondre aux questions spécifiques du public. Des affiches sont imprimées pour être placardé sur les devantures des commerces de Menton. À chacune de mes rencontres, j'essaye d'inviter mes connaissances à la soirée dont l'entrée sera gratuite, j'ai réservé une immense salle de 700 places. Une radio du Web, Radio Top Side, diffusera en direct sur les ondes et fera filmer pour immortaliser la soirée. La conférence commence à 19 heures 30, sur le grand écran est projeté le film, tous les trois nous sommes assis face à cette immense salle où le public est très clairsemé. Il y a seulement une soixante de personne qui ont répondu à l'invitation, dont un représentant de la mairie qui va prendre des notes tout au long de la soirée ...Je peux facilement le voir étant donné qu'il est assis au premier rang.

À la fin de la projection du film retentit une salve d'applaudissements soutenus, ce film sur cet écran géant traduit en image ma volonté d'aller au bout de ma démarche, les doutes, les émotions et la réussite de l'impensable. Le public est, je pense, mis en condition pour recevoir mon message. J'ai préparé sur une feuille une chronologie des thèmes que je veux aborder mais je m'embrouille très vite et je chiffonne le papier, je laisse parler mon cœur., ma sensibilité.

Le discours du docteur Sornay est empreint de détails médicaux pour expliquer la prouesse humaine que j'utilise pour tenir debout. Olivier déploie toutes ses connaissances pour expliquer la construction musculaire et surtout mentale, qu'il a mis en place pour défricher un sentier encore jamais exploré, il est l'unique, le seul. Faire se déplacer debout un humain coupé en deux uniquement avec l'usage du haut du corps. Ils excellent tous les deux dans leur domaine respectif, je suis brouillon, dans l'émotion, parce que j'ai une telle envie de convaincre toutes les personnes de rallier ma démarche. Je scande que personne n'est à l'abri d'un accident, qu'une vie peut basculer d'une seconde à l'autre avec la possibilité d'un impossible retour à la normalité que l'on croit pour acquise. Je finis la soirée de présentation en remerciant tous les Mentonnais et les personnes qui m'ont soutenu depuis toutes ces années. Les participants montent tour à tour sur le podium pour me féliciter et m'encourager à ne pas abandonner, que je suis dans la vérité.

J'ai traversé la France entière, 1304 kilomètres, du nord au sud, j'ai marché le kilomètre en 14 minutes 30, monté les 458 marches de Beausoleil en 58 minutes, parcourus les 73 kilomètres entre Bonifacio et Propiano et trois mois auparavant, j'ai gravi les 1665 marches de la Tour Eiffel en 9 heures 30 et je réussis à réunir une soixantaine personnes. Le représentant du maire me rejoint également pour me féliciter mais il me fait savoir que je n'ai pas remercié Monsieur le maire. Je suis épuisé, je n'ai pas encore récupéré de tous ces exploits physiques que j'ai fait dans le seul but de déclencher une prise de conscience en vue d'intensifier la recherche, d'en faire une priorité mondiale au même titre que n'importe quelle pathologie qui fait peur. Et il me demande de remercier Monsieur le maire, je lui fais alors remarquer que je l'ai remercié lorsque j'ai remercié tous les Mentonnais puisqu'il en fait partie ... Non Monsieur, le maire ne fait pas partie des Mentonnais, il est au-dessus ...

L'humilité s'acquiert au travers des épreuves que notre parcours de vie nous impose, je ne suis qu'un petit humain, je dois me le répéter pour ne pas devenir fou ...

Karine va me demander de commencer à vivre pour moi, de goûter au plaisir simple d'une vie, d'apprécier tout ce qui m'entoure, de savourer. Je lui réponds que j'ai été beaucoup trop loin et que ce que je fais est devenu ma vie. Que si à un moment j'avais été sur une mauvaise voie, la vie m'aurait stoppé net. Elle s'éloigne de moi pour se retrouver, son implication pour ma cause l'a faite se perdre ...

Dans les mois qui vont suivre, Ludovic, mon ami tétraplégique, me propose de l'accompagner dans le centre de rééducation qu'il a fréquenté après son accident. Je lui dis que je suis d'accord comme cela je vais faire du tourisme et essayer de me changer les idées. Je passe avec lui à sa consultation, il n'y a rien de privé, c'est juste de la routine. On est assis face au neurologue de ce centre à la pointe et de réputation mondiale en termes de gestion des traumatismes de la moelle épinière. J'aperçois son nom, qui me semble familier, sur la plaquette posée sur son bureau. Ludovic me présente et explique mon parcours, l'homme reste impassible comme si ce que j'avais réalisé était une simple banalité.

Je l'invite à consulter sur ordinateur mon site internet http://www.joekals.com/ , toujours aucune réaction. Pourquoi son nom m'est familier ... je me souviens maintenant, le docteur Sornay lui avait téléphoné juste avant Le Havre - Menton pour lui faire part de ma tentative et ainsi essayer d'obtenir le soutien du milieu médical concerné. Sa réponse fut sans équivoque, il répondit au Docteur Sornay qu'un paraplégique avec mon niveau de lésion ne pouvait pas se tenir debout, c'est impossible, alors faire de la distance ... Alors pourquoi prétend-il qu’il ne me connaît pas, qu'il n'a jamais entendu parler de moi ... Je le fixe, je cherche ses yeux, il n’ose pas me regarder et je me dis : "Je sais qui tu es ..."

Si après tout ce que j'ai réalisé comme exploits humains juste pour avoir le droit à la parole en tant que personne concernée n'a débouché sur rien de concret alors je ne peux plus rien faire ici. Je repense alors au discours de mon cousin qui vit en Floride et qui m'avait vanté une meilleure mise en valeur des exploits humains.

Je vais dès lors me mettre en quête d'un financement pour partir trois mois chez mon cousin Nick qui me propose de m'héberger et de m'aider dans mes démarches. Je décolle de Nice le 2 mars 2016 vers Tampa en Floride ...

France ... je t'aime pour tout ce que tu m'as permis de vivre.

Joe Kals

Madame, Monsieur,

Je vous remercie d'avoir fait l'acquisition de ce livre retraçant mon parcours de vie qui m'a amené à réaliser un acte unique dans l'histoire de l'homme.

J'ai tenté en France au travers d'une acte surnaturel, en 2011, de rallier la société à ma conclusion de vie. (Rallier le Havre à Menton en marche pendulaire). Je me suis heurté à des forces invisibles que je n'ai jamais pu voir ou toucher physiquement. Depuis lors, j'ai compris que je me dois de partager mon discours à un niveau global.

Pour 2021 mon intention est de monter dans chaque capitale de notre planète un building pour rallier non seulement un pays, mais la société entière, à ma tentative de faire naître une prise de conscience générale sur les conséquences d'une section de la moelle épinière. Je dois parvenir à financer mon action à but humanitaire et ce premier livre, s'il est massivement diffusé m'offrira cette opportunité ...

Seul un invertébré peut prétendre ne pas se sentir concerné.

Je tiens à remercier Mme Sophie Joost et Mme Geneviève Toullet pour leur participation à l'écriture de ce récit. Merci à Mr Bernard Laboureau pour la mise en page et Kyllian Toullet pour l'aide apportée à la réalisation de la couverture. Je ne peux oublier de remercier toutes les personnes qui m'ont soutenu depuis toutes ces années en bien ou en mal, parce que dans les deux cas elles m'ont fait évoluer pour arriver à l'essentiel.

J'espère un jour assister à l'annonce d'une réelle solution réparatrice d'une section de la moelle épinière, le simple droit pour chacun à une vie en totale autonomie ...

Ce livre a été imprimé
en France par **ICN**

Zone Industrielle des Saligues
98, rue Louis Rabier
64300 Orthez

05 59 69 77 80
icn@imprimerie-icn.fr